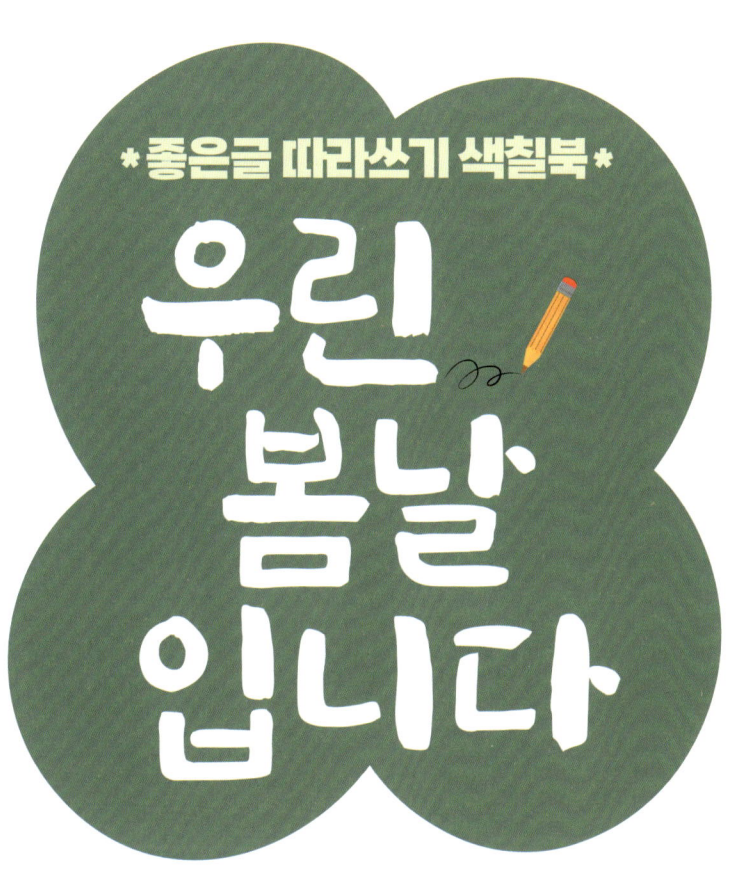

건강한 내일을 위한 작은 활동으로
손 근육과 마음 근육 키우기를 이제부터 시작합니다.

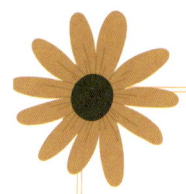

머리말

취미활동은 스트레스를 조절하고 건강을 유지하는 데 긍정적인 영향을 줍니다. 영국 유니버시티칼리지런던(UCL) 연구팀의 연구에 따르면, 취미활동은 특히 노년층에게 행복감과 삶의 만족도를 높여준 것으로 나타났습니다. 그뿐만 아니라 취미활동이 치매 위험을 줄이는 효과가 있다는 사실이 다양한 연구를 통해 밝혀지고 있습니다. 그중에서도 특히 손을 활용한 활동은 뇌 건강에 좋을 뿐만 아니라 소근육을 강화해 줍니다.

손을 흔히 '제2의 두뇌'라고 합니다. 손을 많이 움직이고 운동할수록 두뇌를 자극하고 발달시키기 때문입니다.

손을 많이 사용하는 글씨 쓰기는 특히 손가락의 힘이 약해지는 시기에 소근육 발달과 운동 능력 향상을 위한 중요한 활동입니다. 좋은 글을 손으로 쓰고 그림에 색칠하면서 정서적 안정과 스트레스 해소까지 일석삼조의 효과를 거둘 수 있습니다.

호주 모나시대학교(Monash University) 연구진은 글쓰기 활동이나 그림 그리기가 치매에 걸릴 위험을 7~11% 낮춘다는 연구 결과를 발표한 바 있습니다.

<우린 봄날입니다>는 좋은 글과 아름다운 그림을 보면서 마음의 휴식까지 취할 수 있는 따라쓰기 색칠북입니다.

왼쪽 그림을 따라 색칠해도 좋고, 마음에 드는 색과 글씨로 창의적으로 꾸며도 좋습니다. 좋은 글귀들을 한 글자 한 글자 따라 쓰면서 손을 움직이다 보면 기분 좋은 두뇌 자극으로 뇌 건강을 지킬 수 있습니다. 또한 글씨를 쓰는 동안 집중력이 향상되고, 한 장 한 장 그림과 글씨가 완성될 때마다 작은 성취감 또한 맛볼 수 있을 것입니다.

목차

1. 어느 꽃보다 향기로운 당신
2. 고마워요 사랑해요
3. 사랑하기 좋은 날
4. 좋은 아침이에요
5. 당신은 꽃이고 별이고 바람입니다
6. 내 마음에 꽃이 피었습니다
7. 지금이 가장 좋을 때입니다
8. 입춘대길
9. 모든 일이 술술 풀려라
10. 사랑합니다
11. 행복합니다
12. 사랑이 꽃피는 집
13. 간절히 원하면 이루어진다
14. 꿈꾸는 순간 꽃피는 인생
15. 지금부터 좋은 일만 생길 거예요
16. 당신은 내게 소중한 사람입니다
17. 빛나는 세상 빛나는 우리
18. 비가 오면 내가 우산이 되어 줄게요
19. 오늘 내 삶의 모든 것이 기적이다
20. 너와 함께여서 더 좋은 계절
21. 올라갈 때 못 본 그 꽃 내려갈 때 보았네
22. 중요한 건 꺾이지 않는 내 마음
23. 좋은 책은 좋은 친구와 같다
24. 우린 봄날입니다
25. 힘내라 우리 인생아

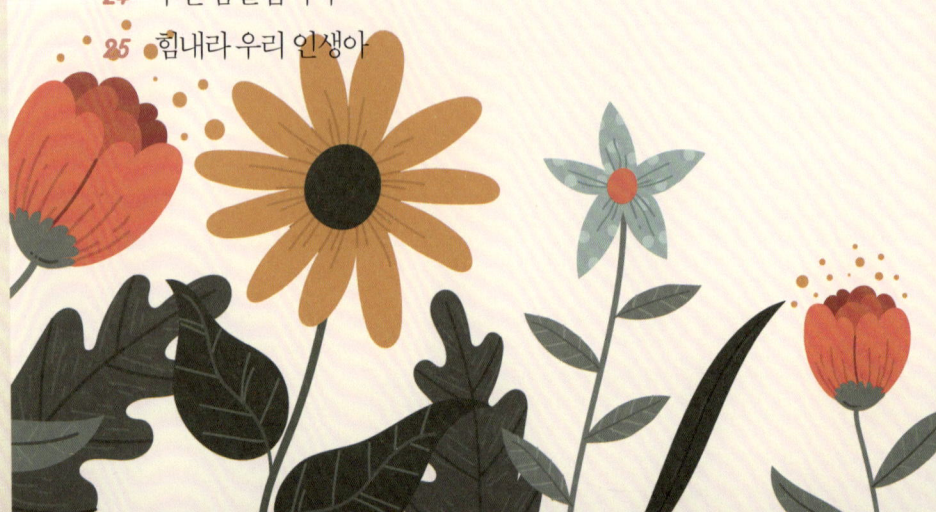

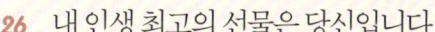

26 내 인생 최고의 선물은 당신입니다
27 햇살이 비추는 모든 곳에 당신이 있다
28 이제 우리 꽃길만 걸어요
29 인생 최고의 날은 바로 오늘이야
30 당신이 믿는 대로 피어납니다
31 활짝 핀 웃음꽃
32 행복의 열쇠는 언제나 내 안에 있어
33 밤이 아무리 길어도 결국 아침이 오기 마련이야
34 꽃이 내게 말했어 "너도 예쁨"
35 아름다움으로 가득찬 눈부신 하루
36 햇살이 좋다 바람이 좋다 함께라서 좋다
37 당신은 살짝 미소 지었을 뿐인데 이 세상 모든 꽃이 피어납니다
38 어쩌면 저 달이 나의 소원을 들어줄지도 몰라
39 오늘도 내일도 기다리고 있어요
40 당신은 꽃보다 아름답다
41 내일은 아침부터 기분 좋을 예정입니다
42 겨울은 언제나 봄 속에서 끝난다
43 지금 힘든 것은 앞으로 나아가고 있기 때문이야
44 오늘도 사소한 좋은 일이 반복되는 하루이길 바라요
45 추억은 추억으로 마음은 마음으로 사랑은 사랑으로
46 하늘도 예쁘고 구름도 예쁘고 너는 더 예쁘다
47 오늘도 수고한 당신 한 박자 쉬고 내일 또 만나요
48 소복소복 행복이 쌓이는 하루
49 잠시만 쉬어가세요
50 좋은 일이 일어날 것 같은 기분 좋은 예감
51 가장 빛나는 별은 아직 도착하지 않았다
52 이것 또한 지나가리라
53 손끝에 남아있는 추억이 아직 이렇게 선명한데
54 당신은 사랑받기 위해 태어난 사람
55 지나고 나면 모두가 그리운 것뿐이네

1

어느
꽃보다
향기로운
당신

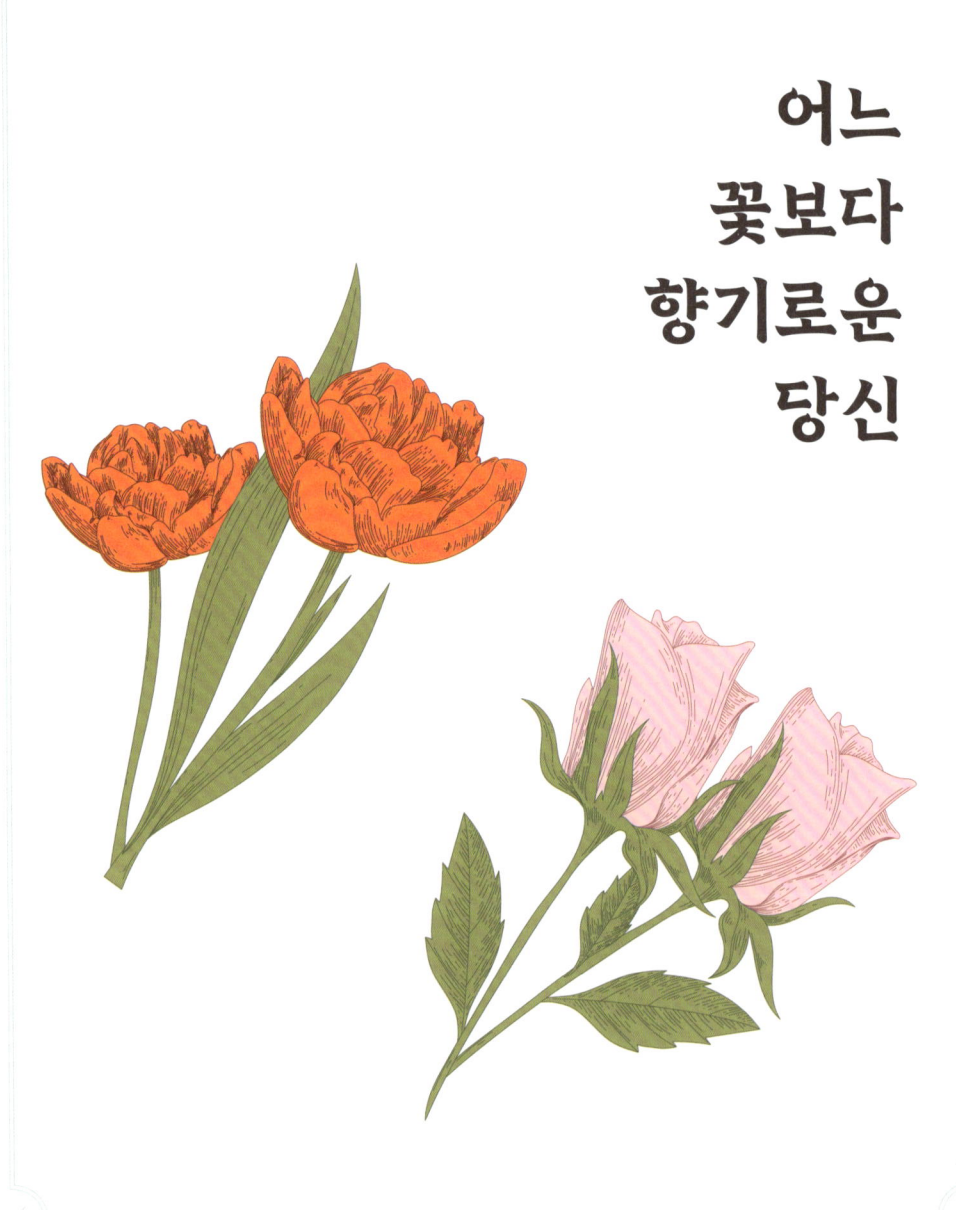

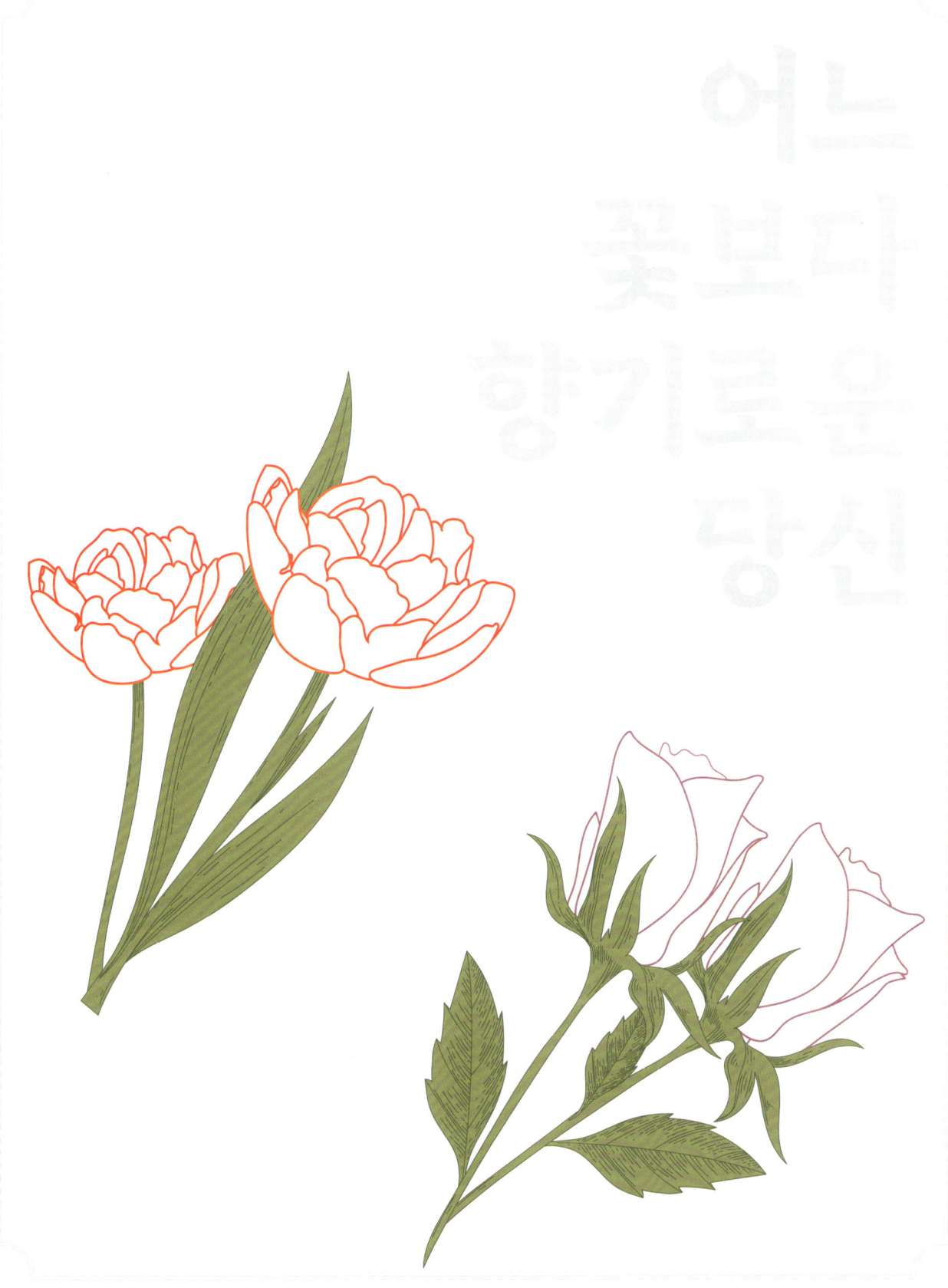

어느 꽃보다 향기로운 당신

2

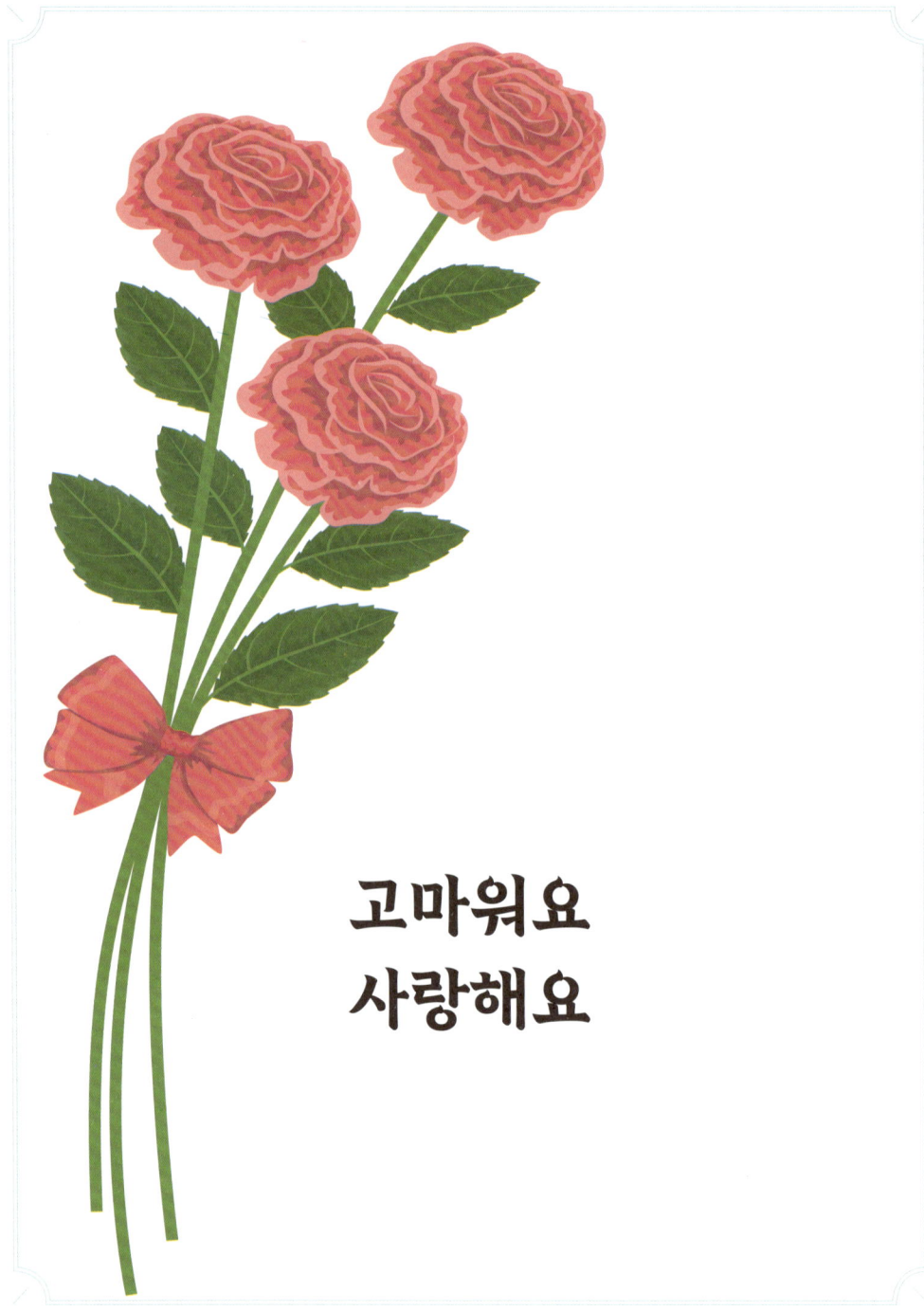

고마워요
사랑해요

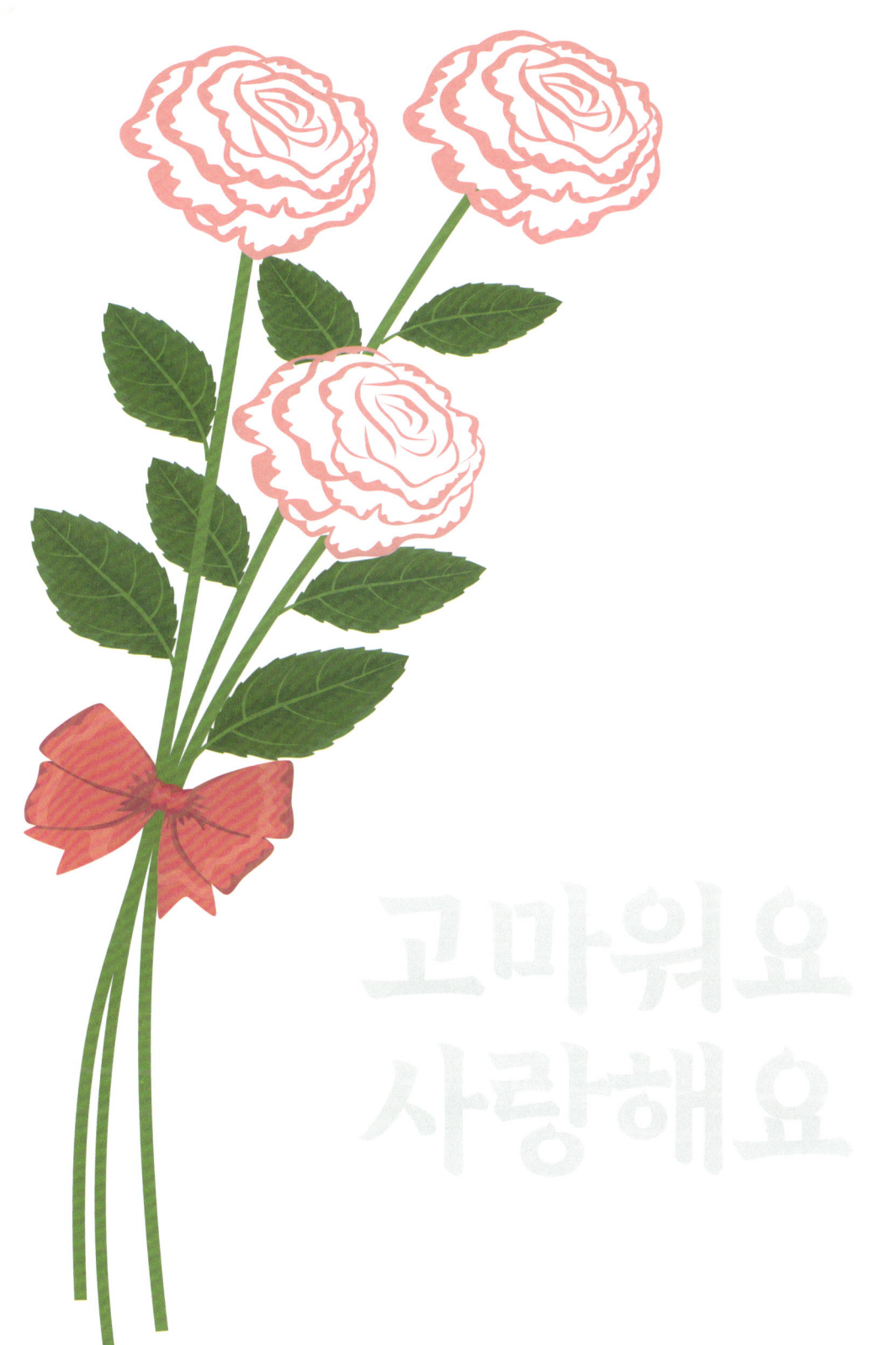

3

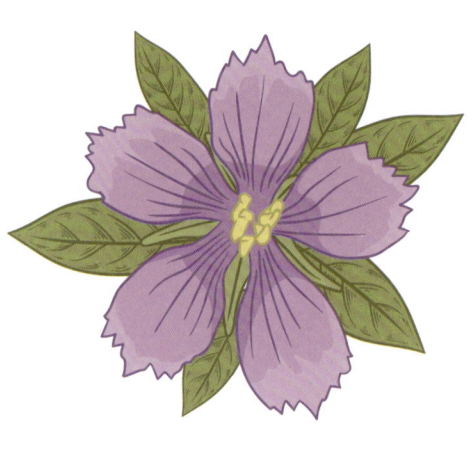

사랑하기 좋은 날

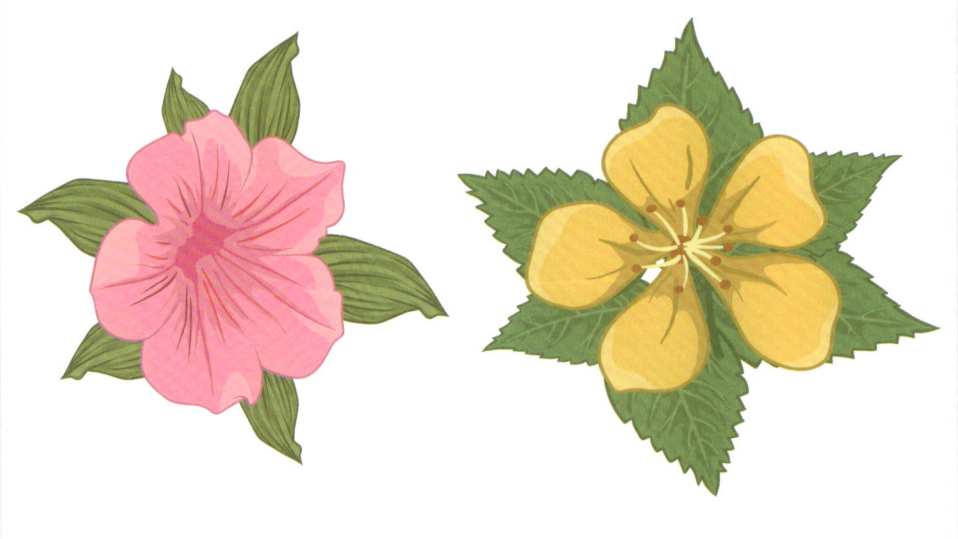

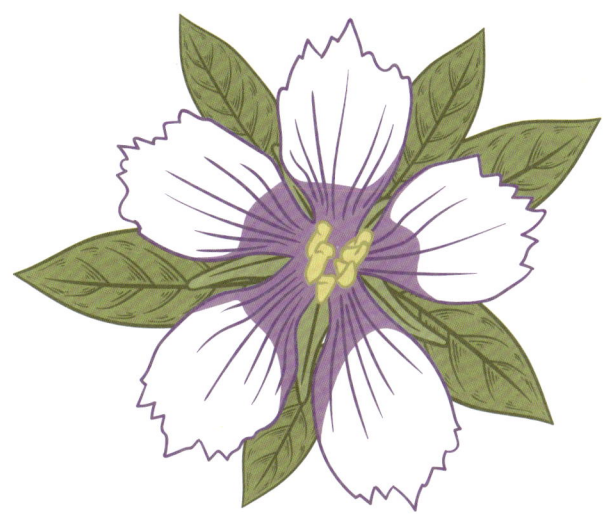

사랑하기 좋은 날

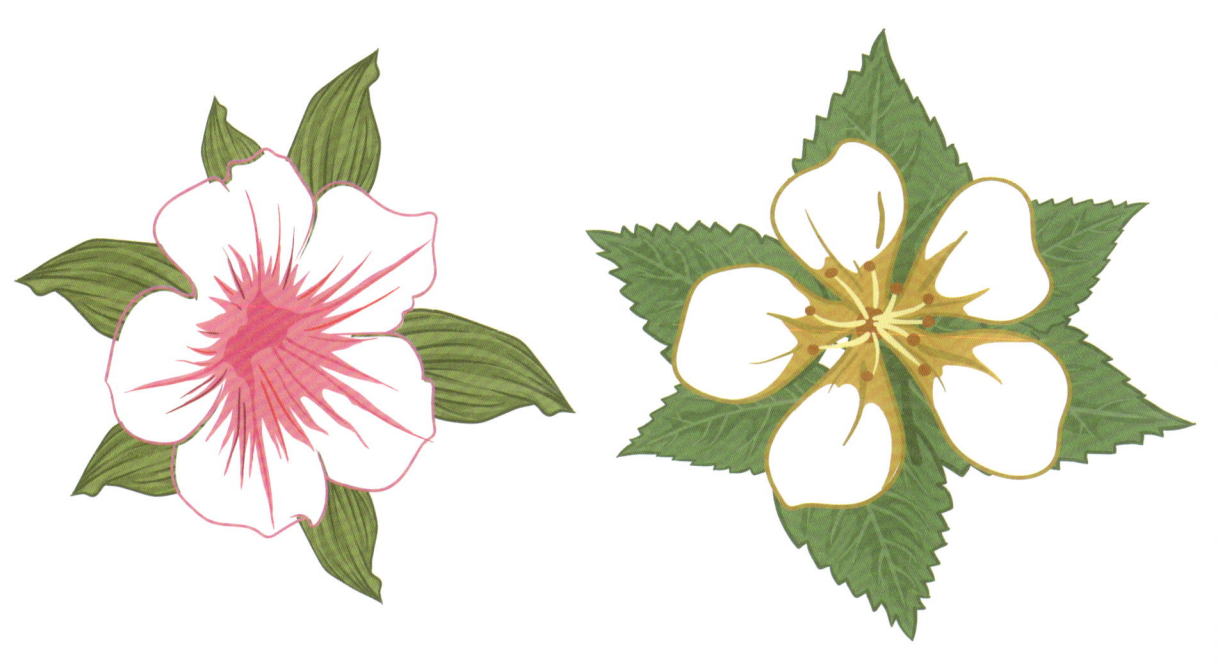

4

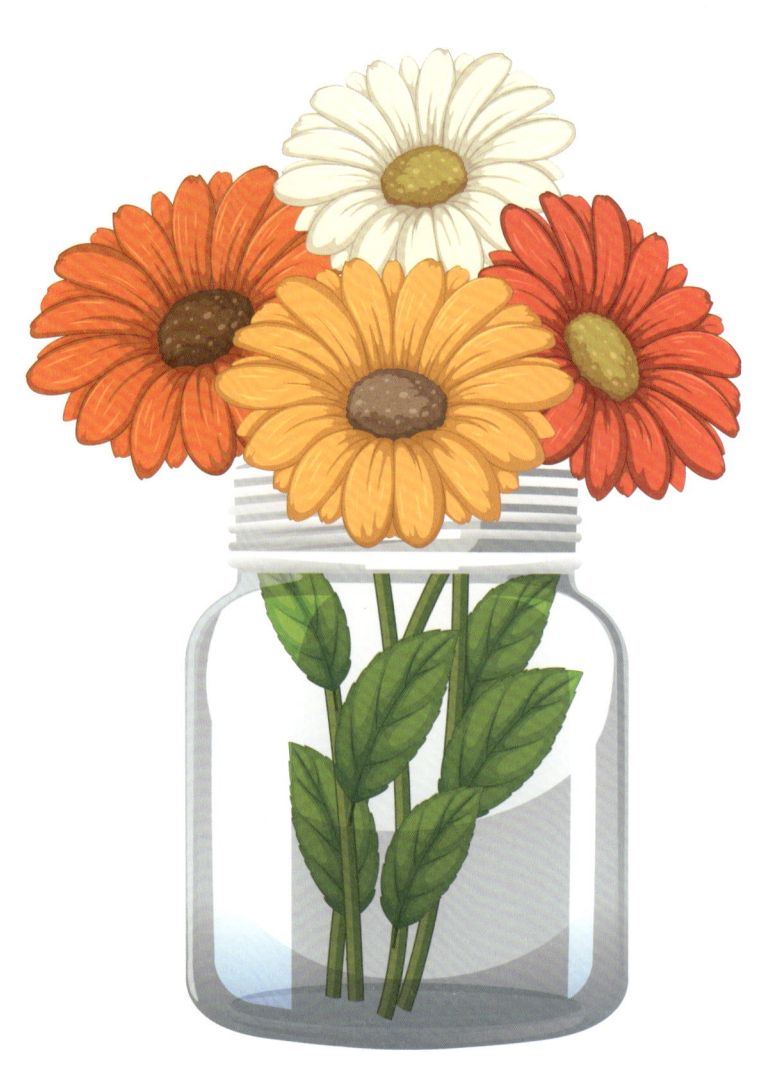

좋은 아침이에요

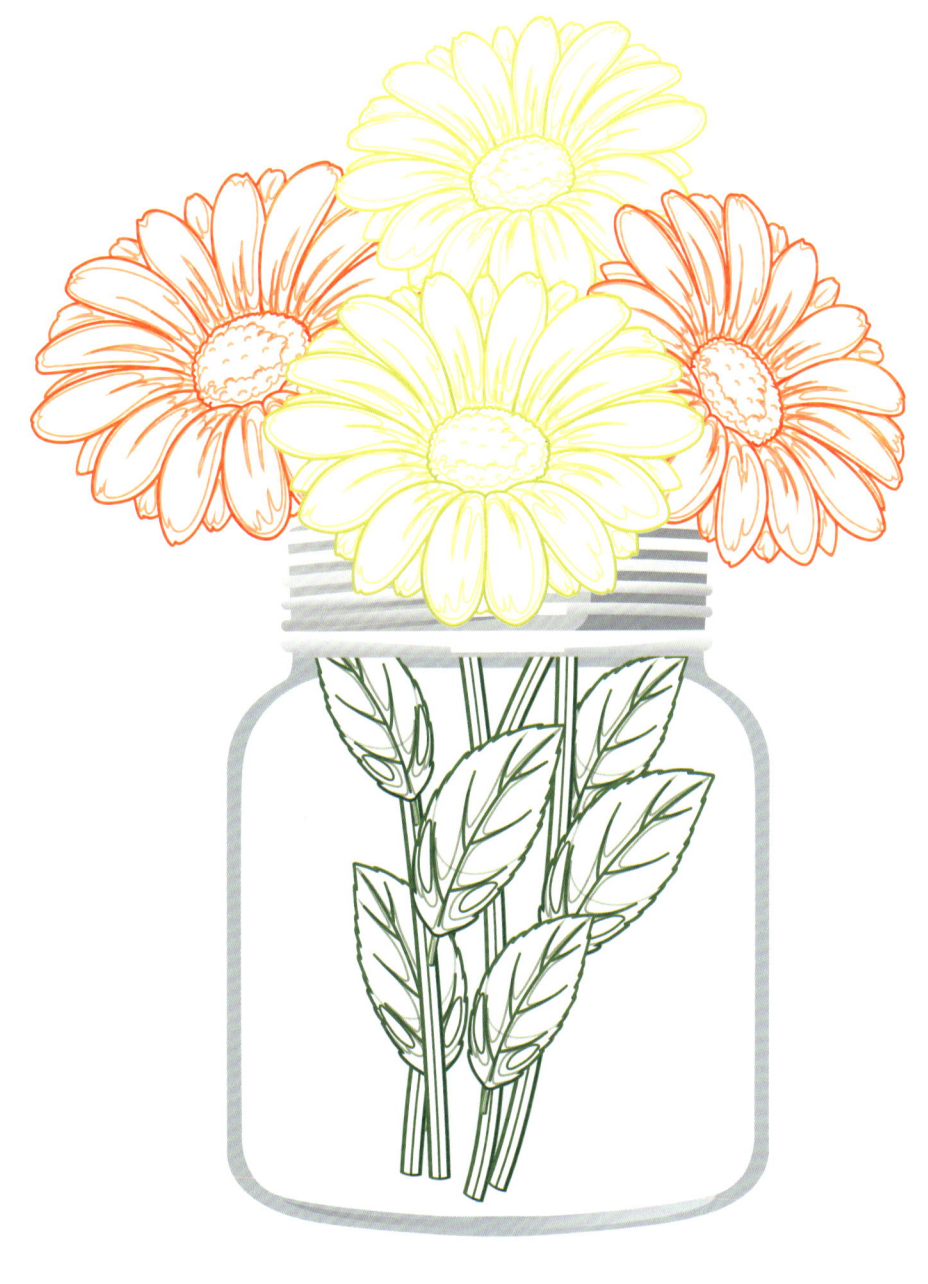

5

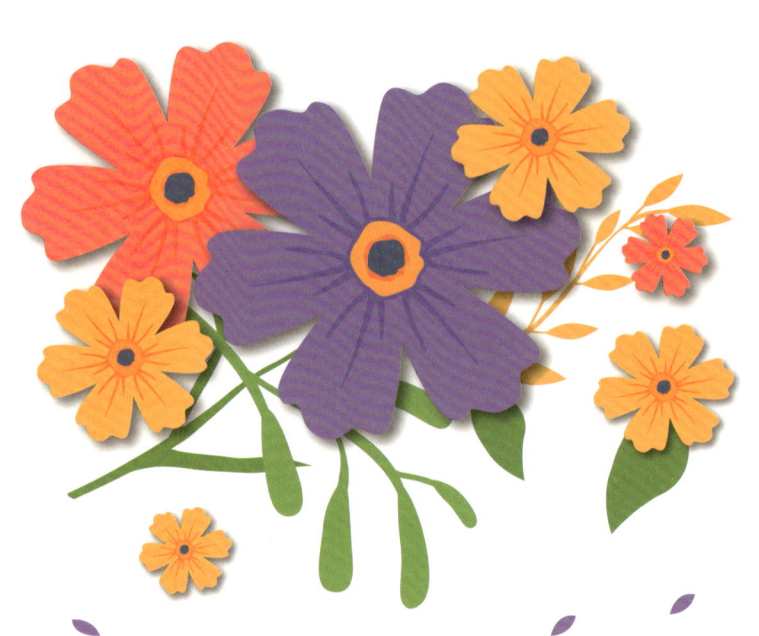

당신은
꽃이고
별이고
바람입니다

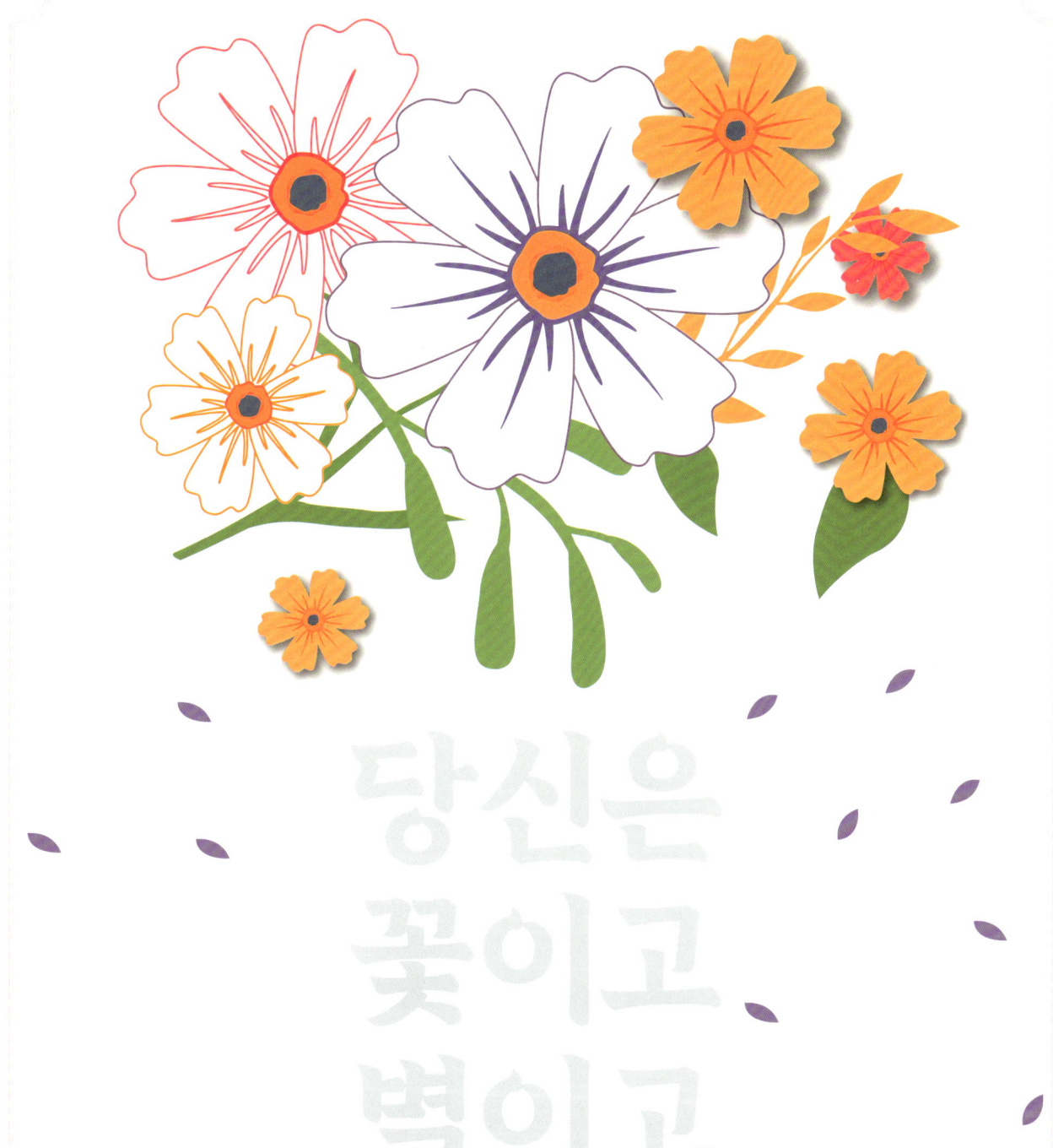

당신은
꽃이고
별이고
바람입니다

6

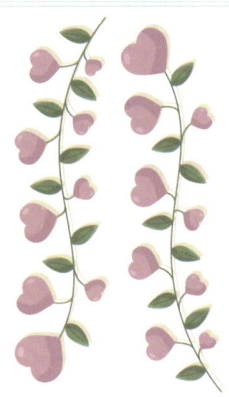

내 마음에
꽃이
피었습니다

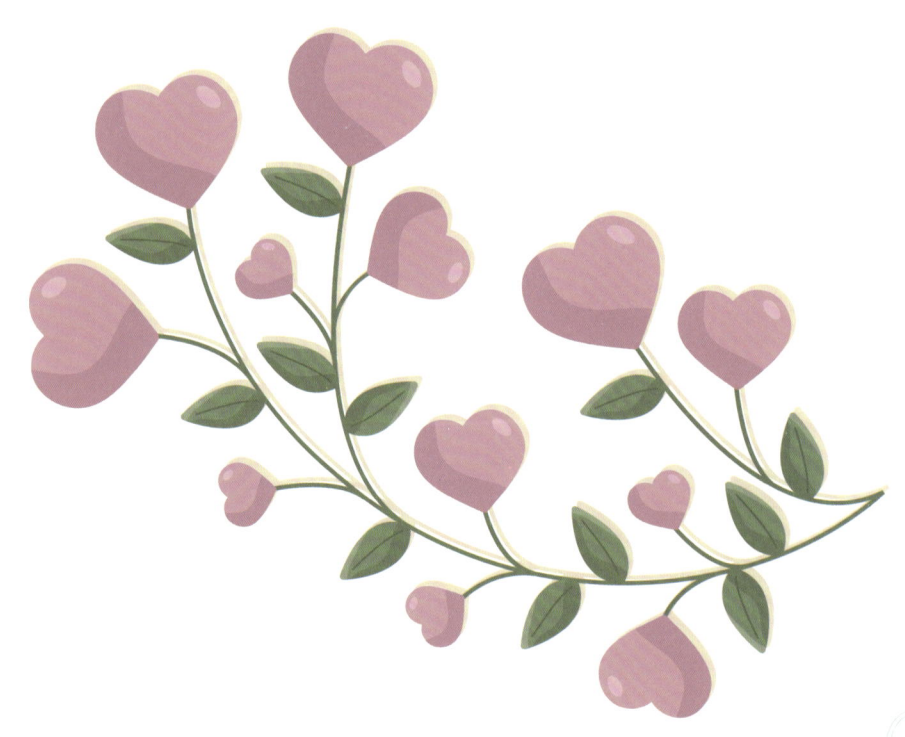

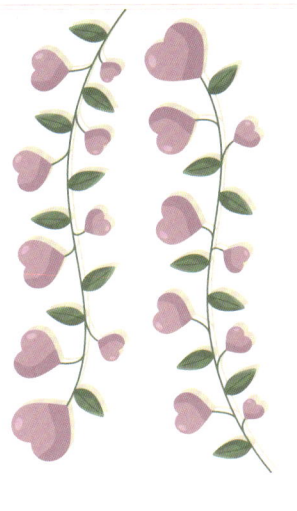

내 마음에
꽃이
피었습니다

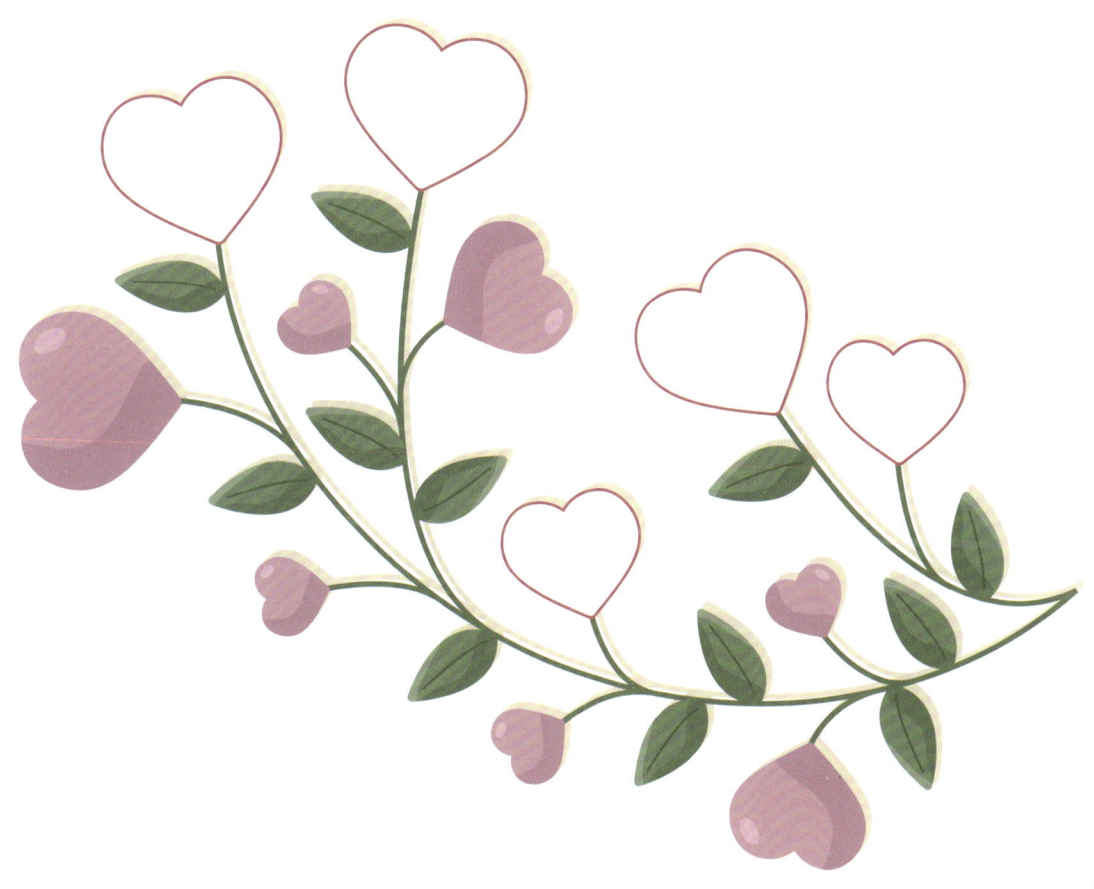

7

지금이
가장
좋을 때입니다

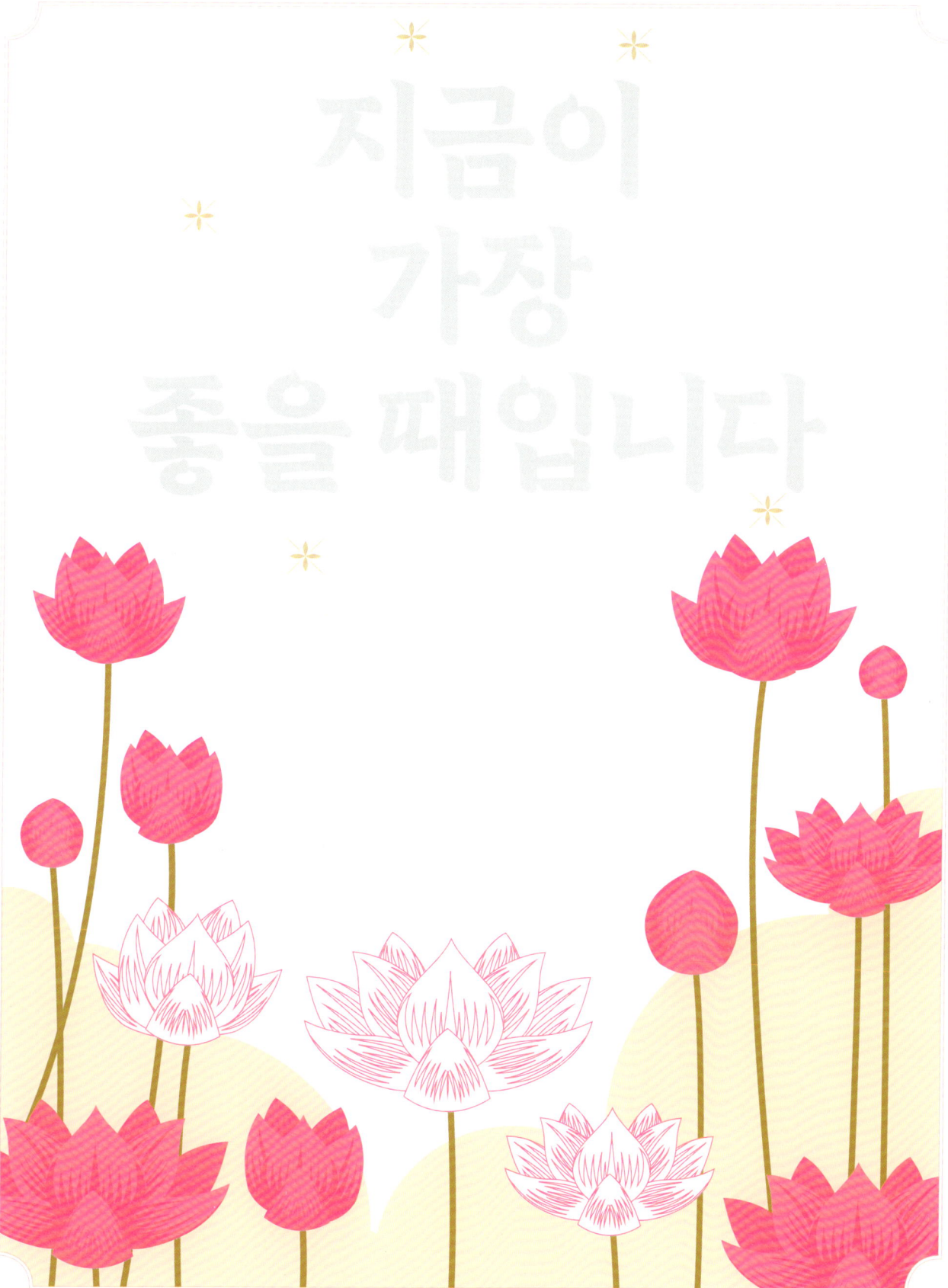

8

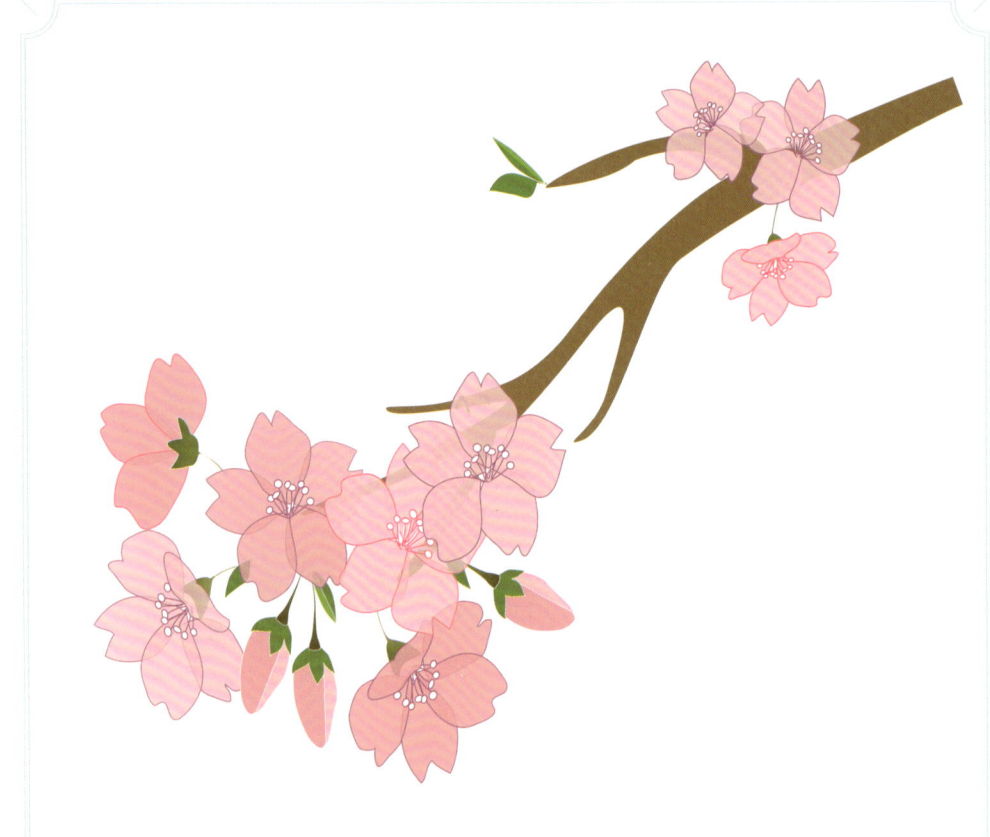

입춘대길
立春大吉

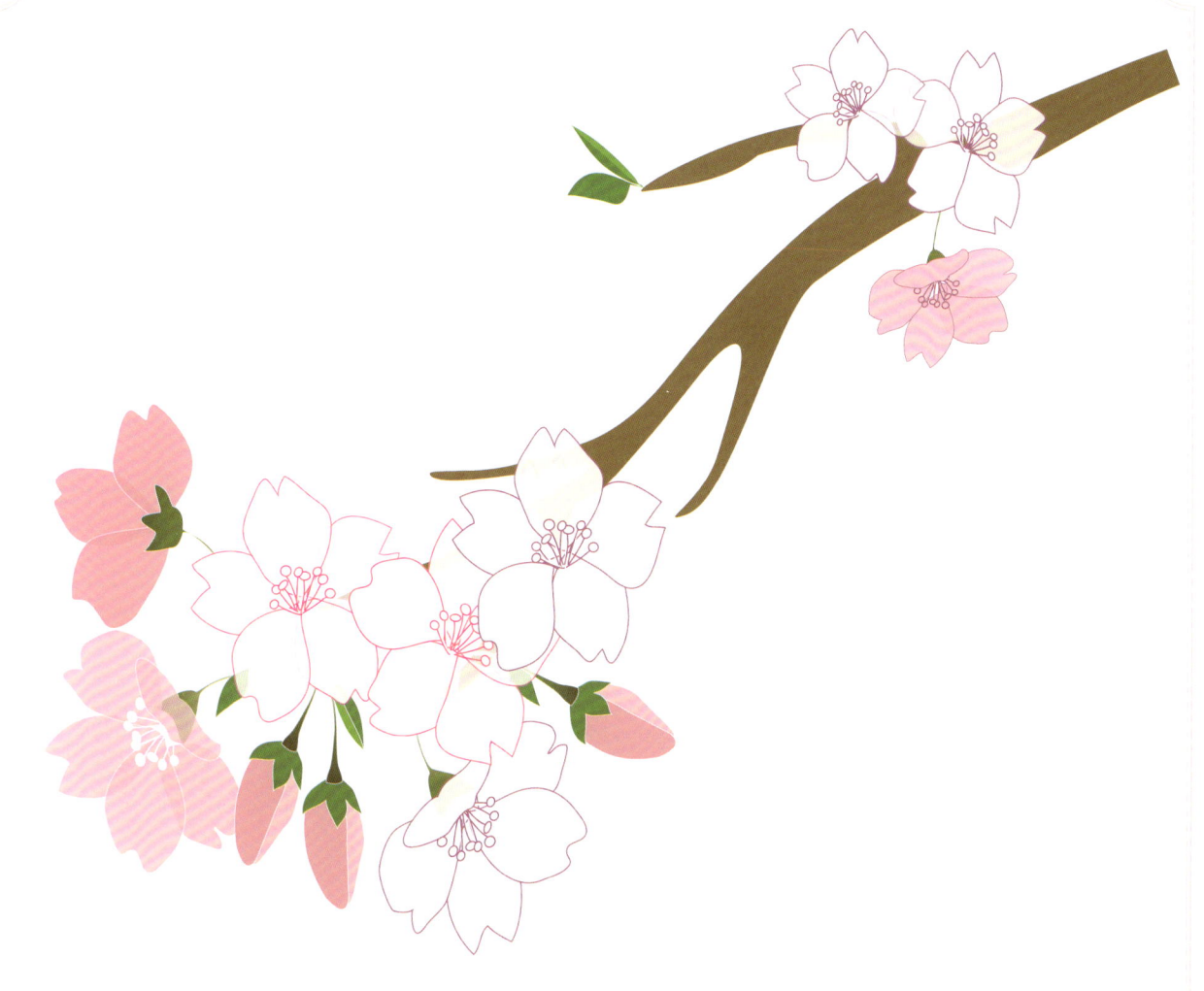

입춘대길
立春大吉

9

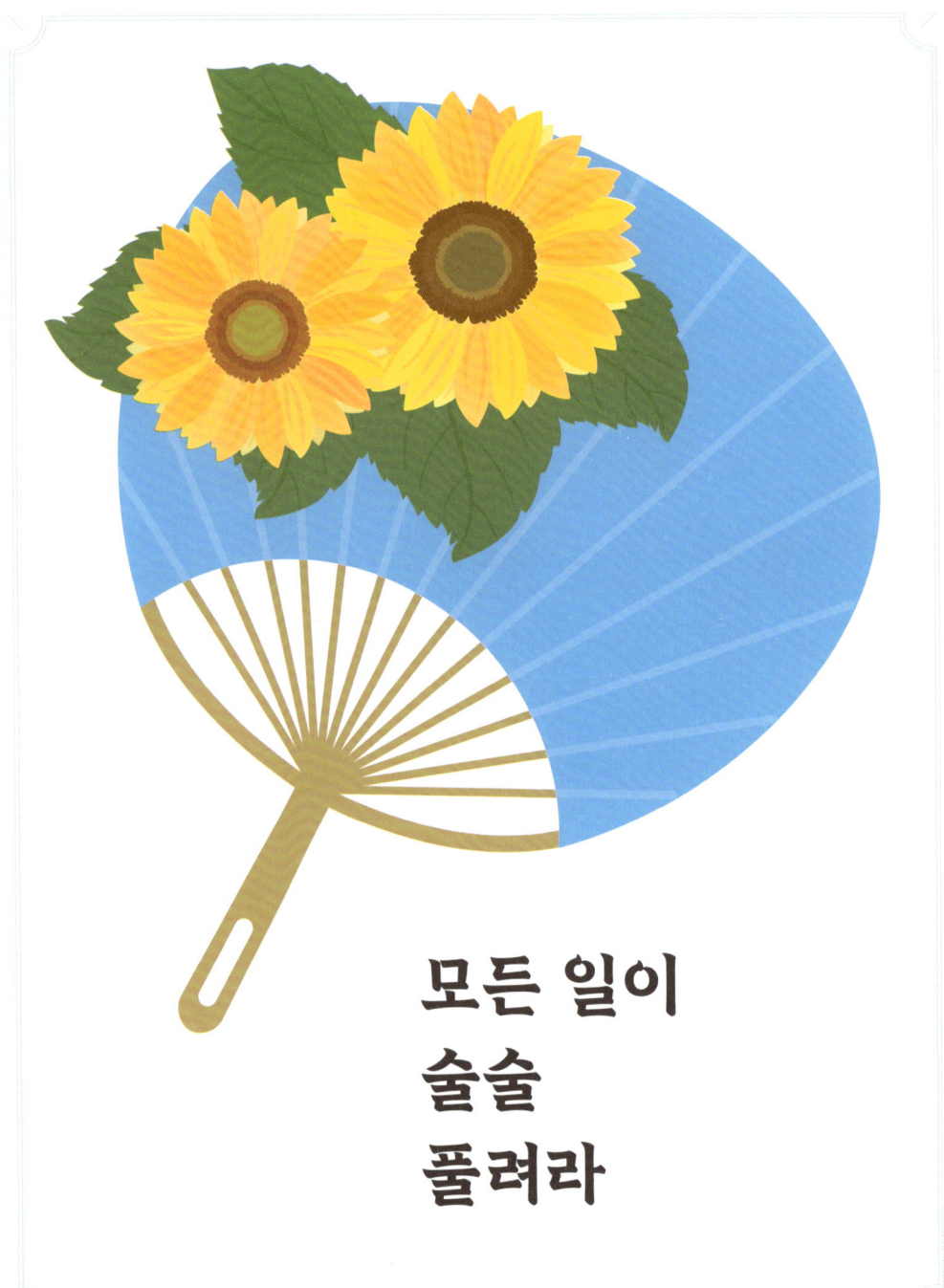

모든 일이
술술
풀려라

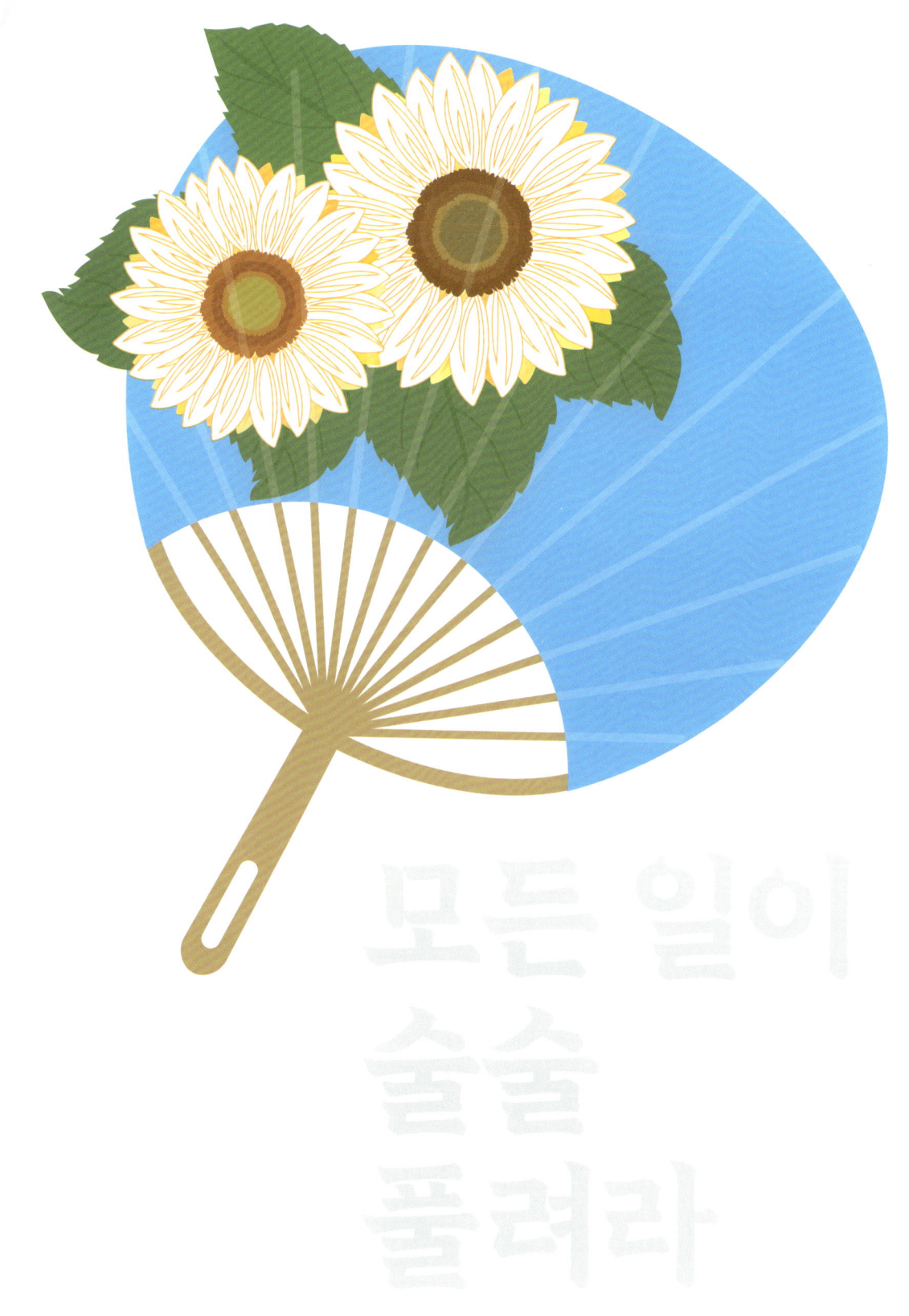

모든 일이
술술
풀려라

10

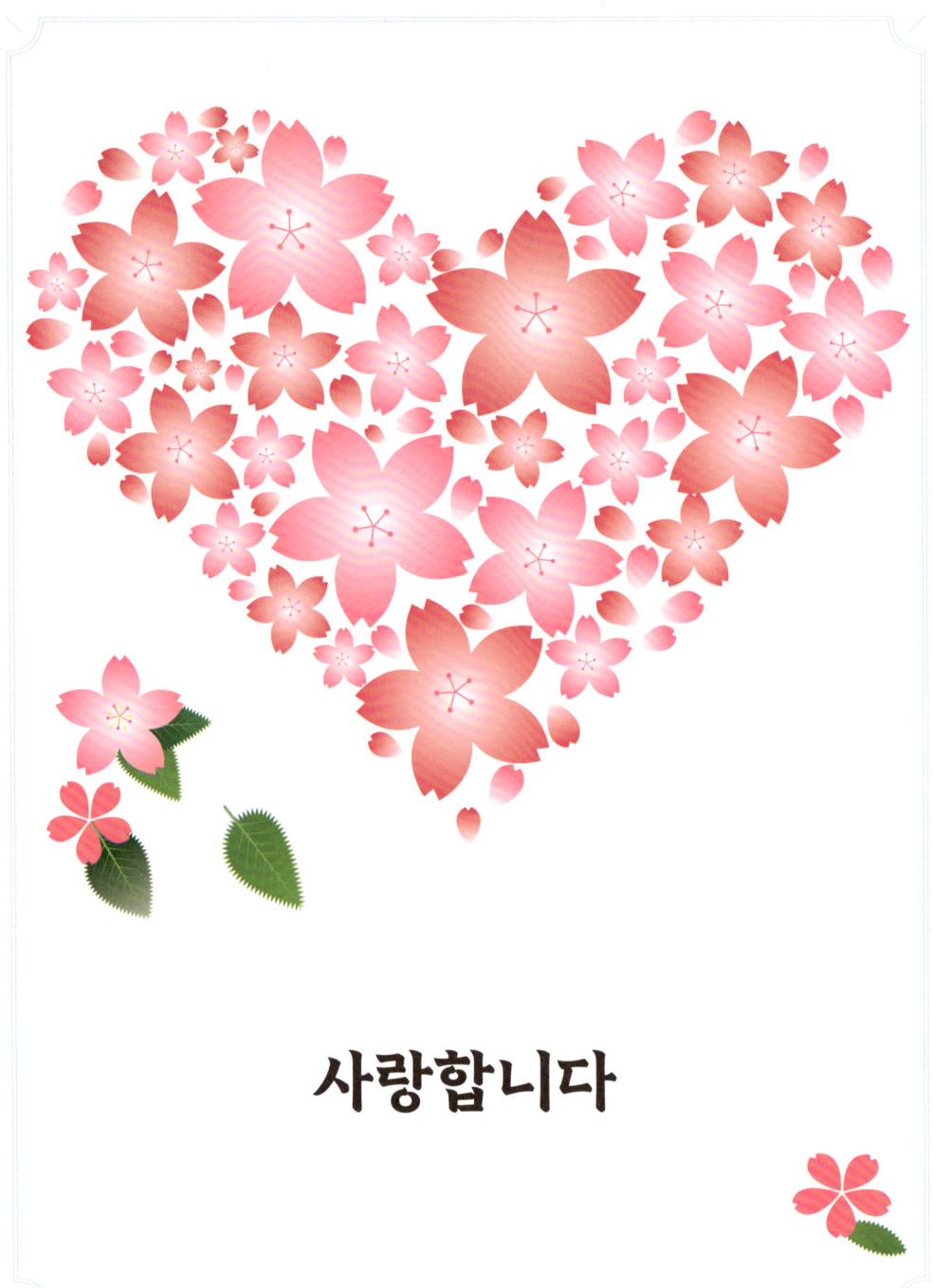

사랑합니다

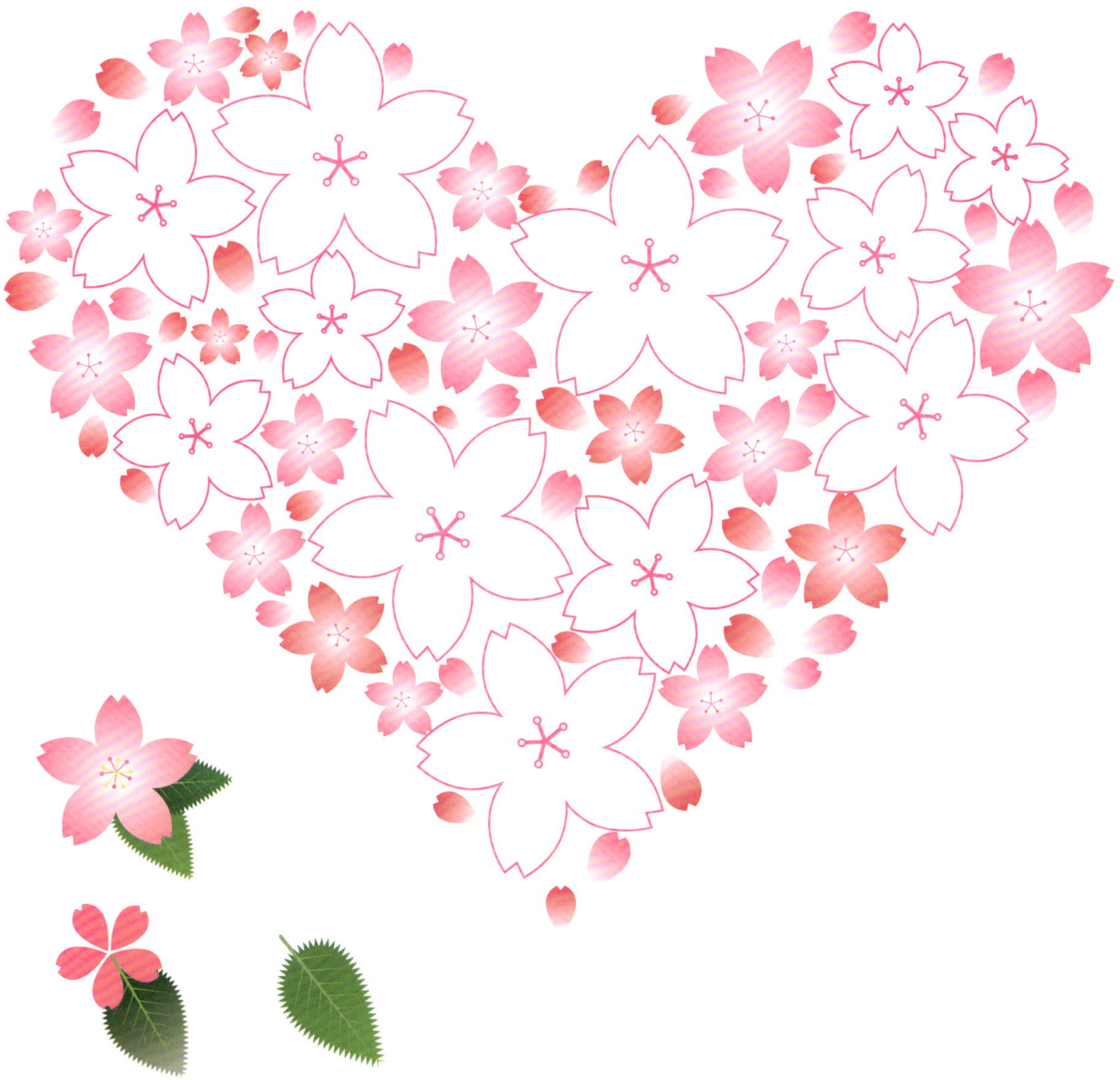

사랑합니다

11

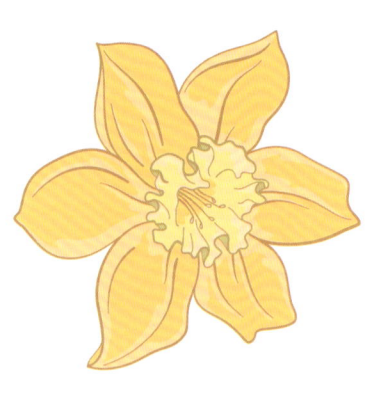  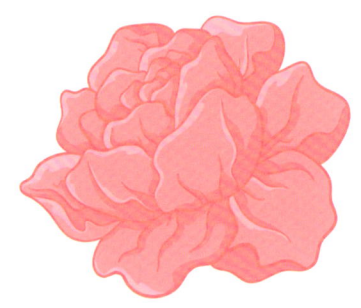

 행복합니다

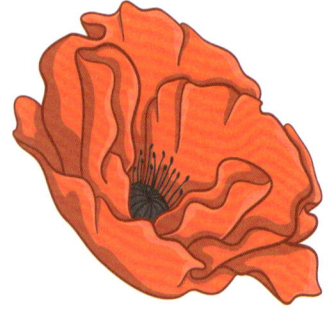  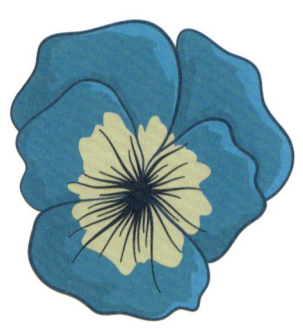

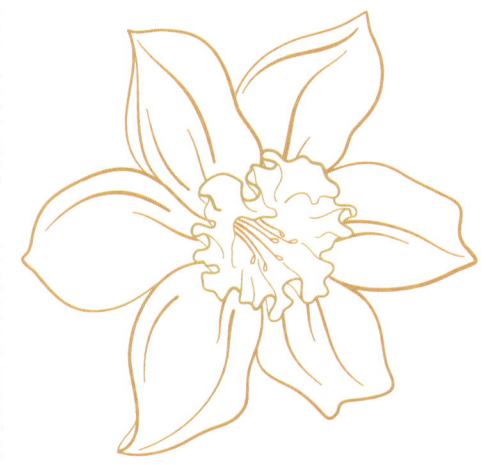

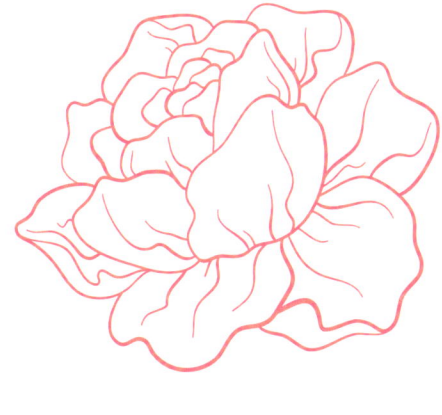
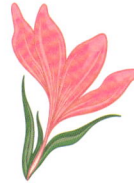
행복합니다
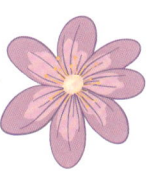
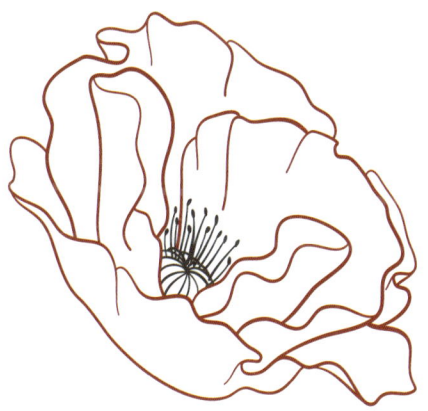

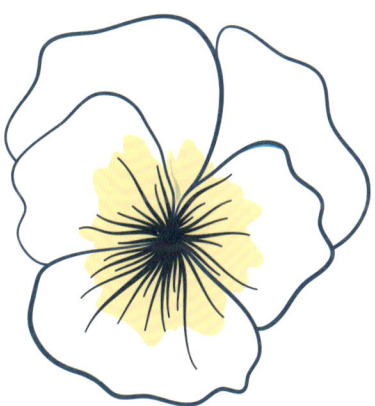

12

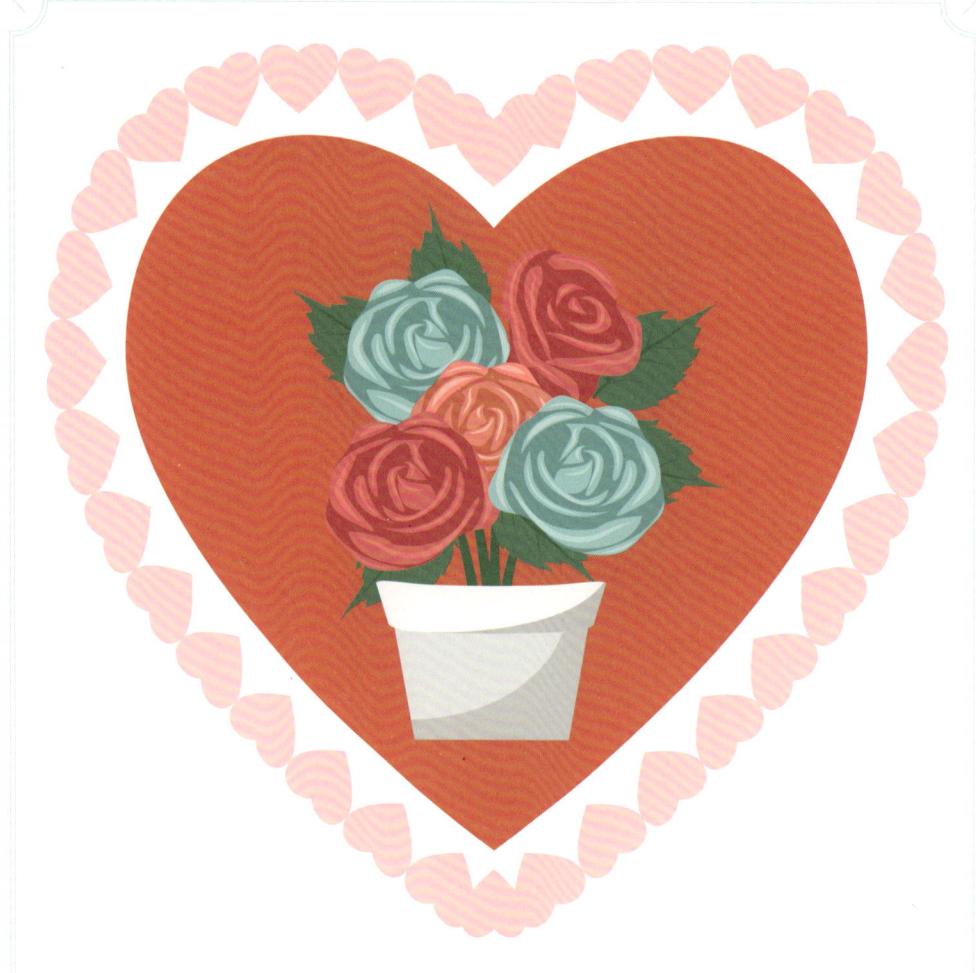

사랑이
꽃피는 집

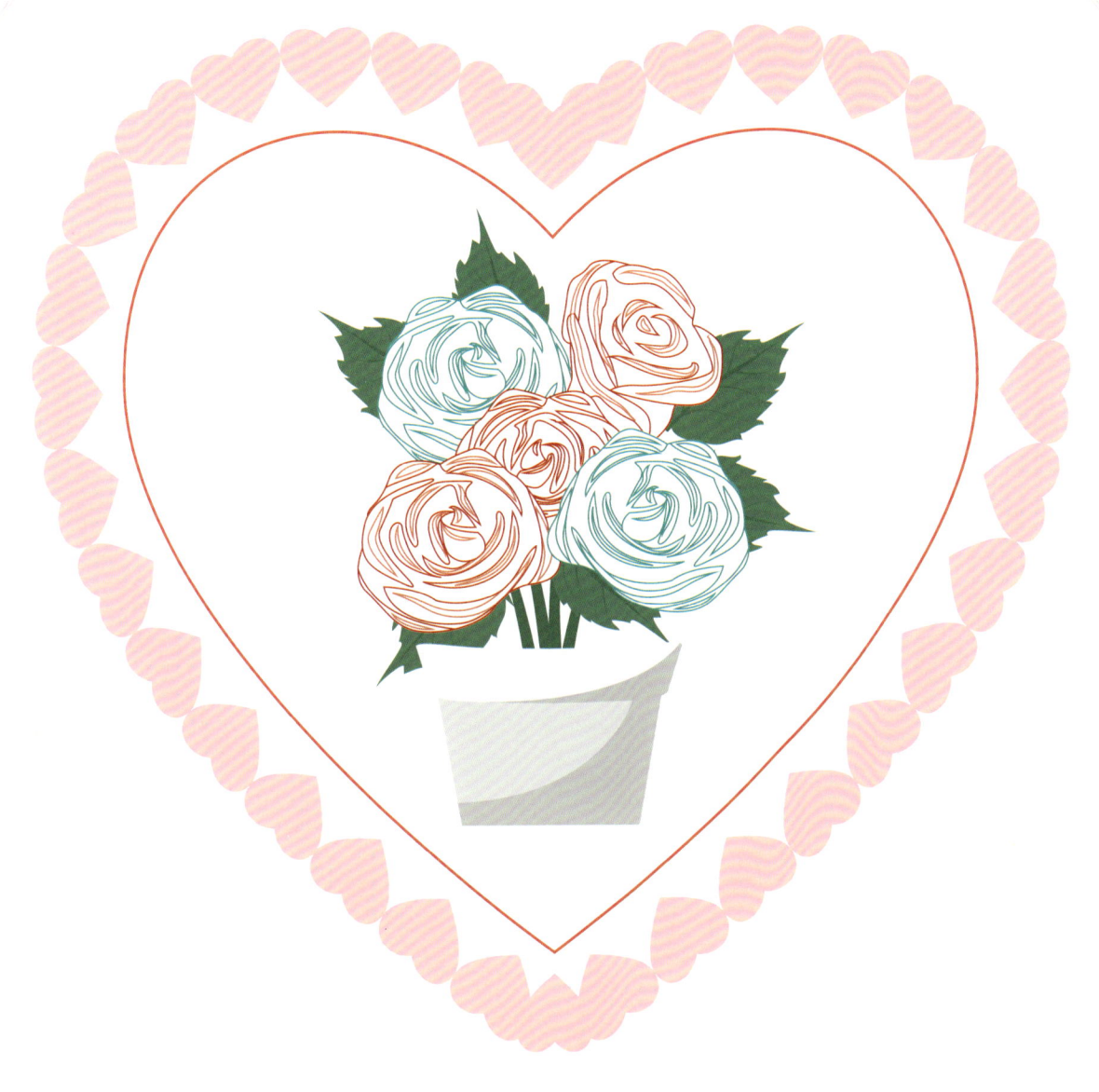

사랑이
꽃피는 집

13

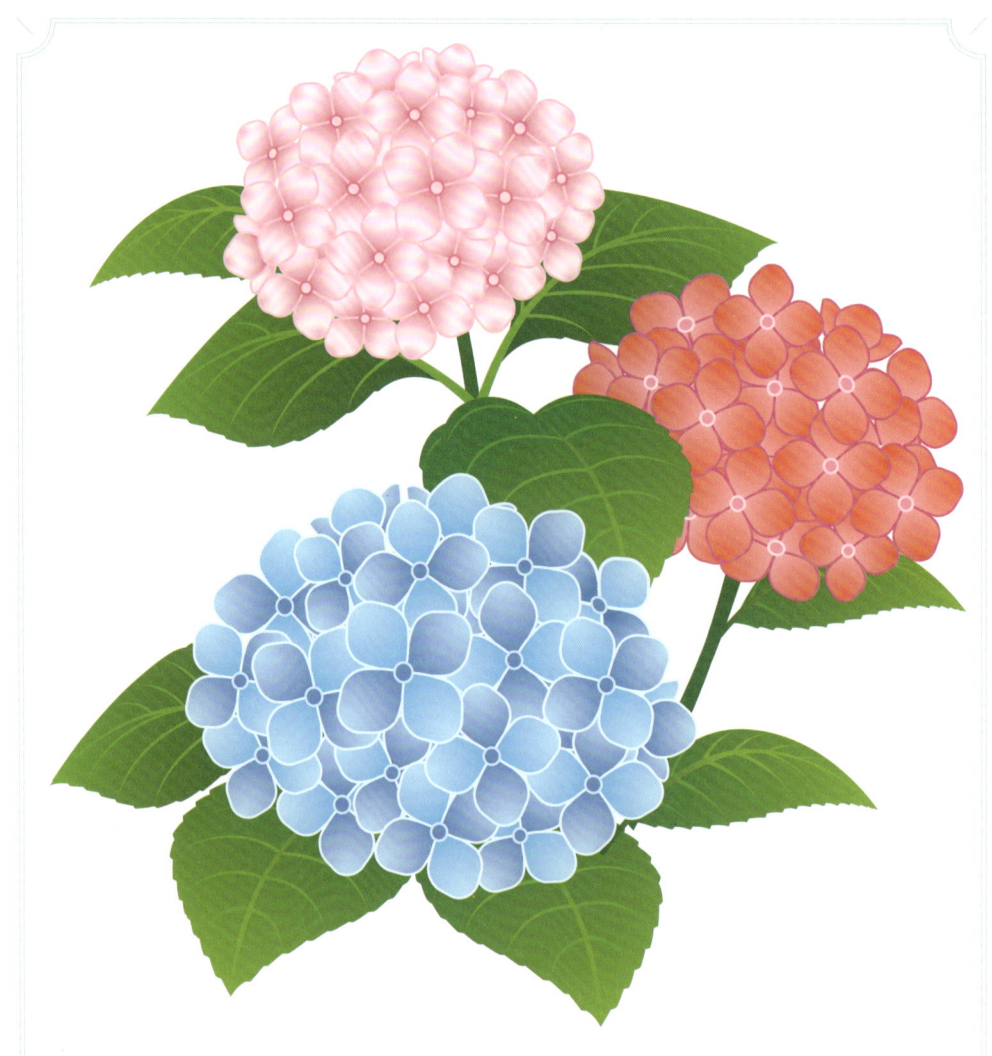

간절히 원하면
이루어진다

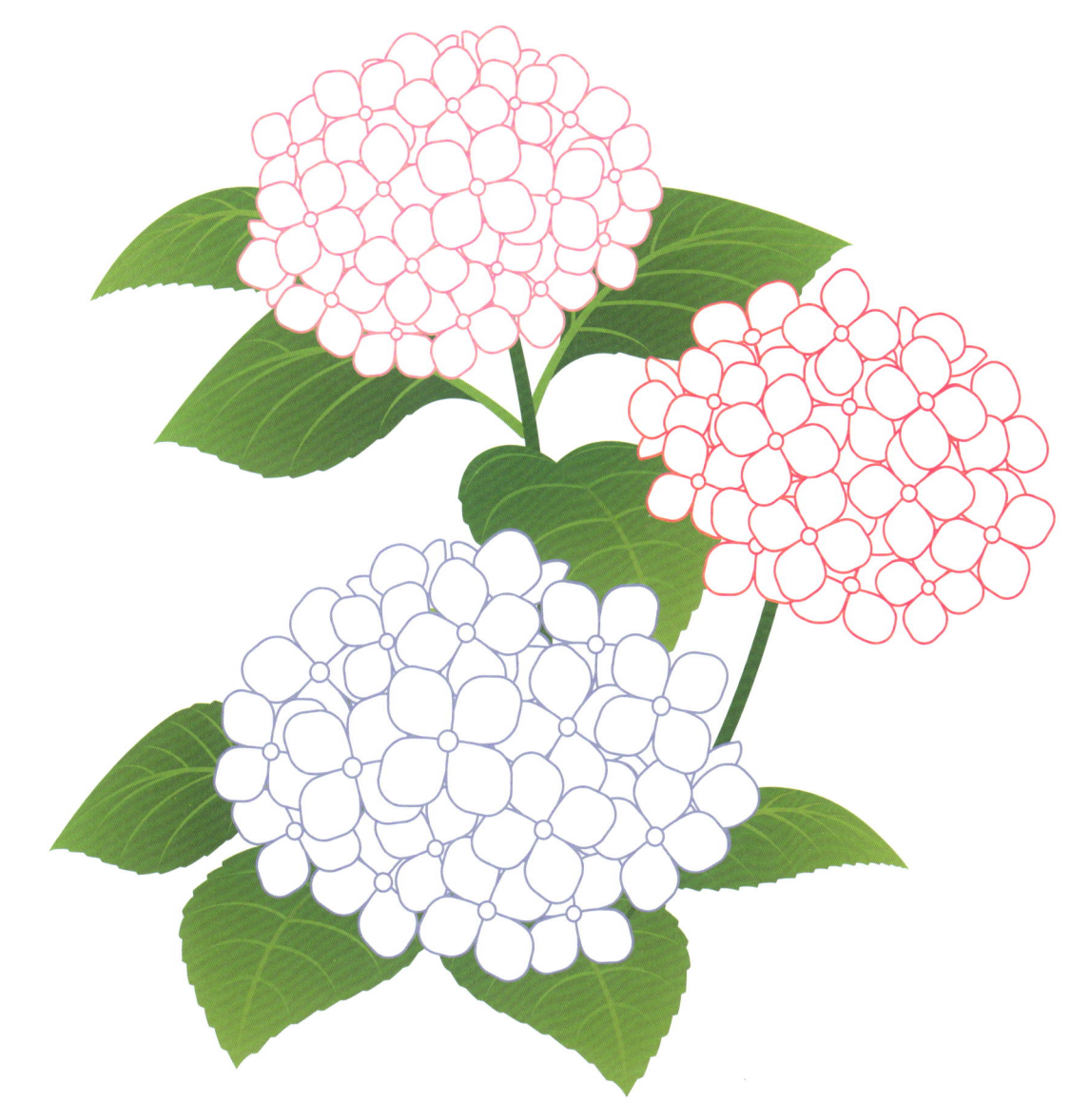

간절히 원하면
이루어진다

14

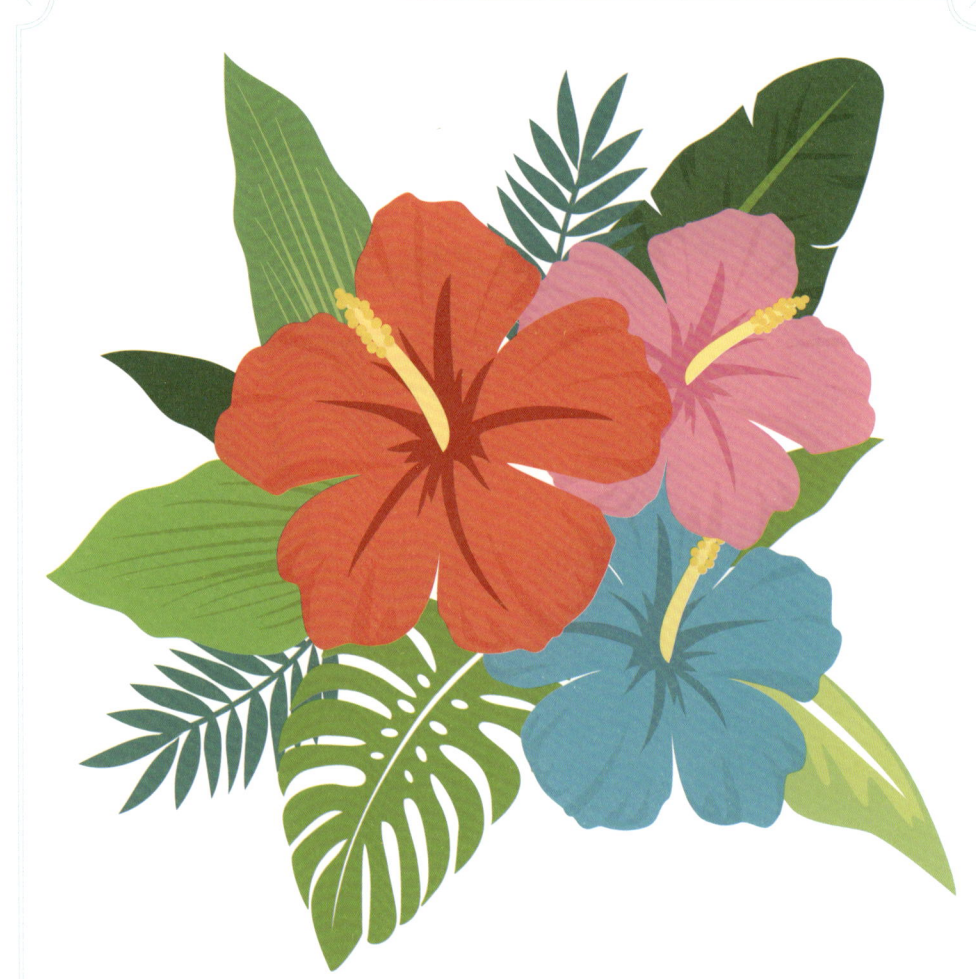

**꿈꾸는 순간
꽃피는 인생**

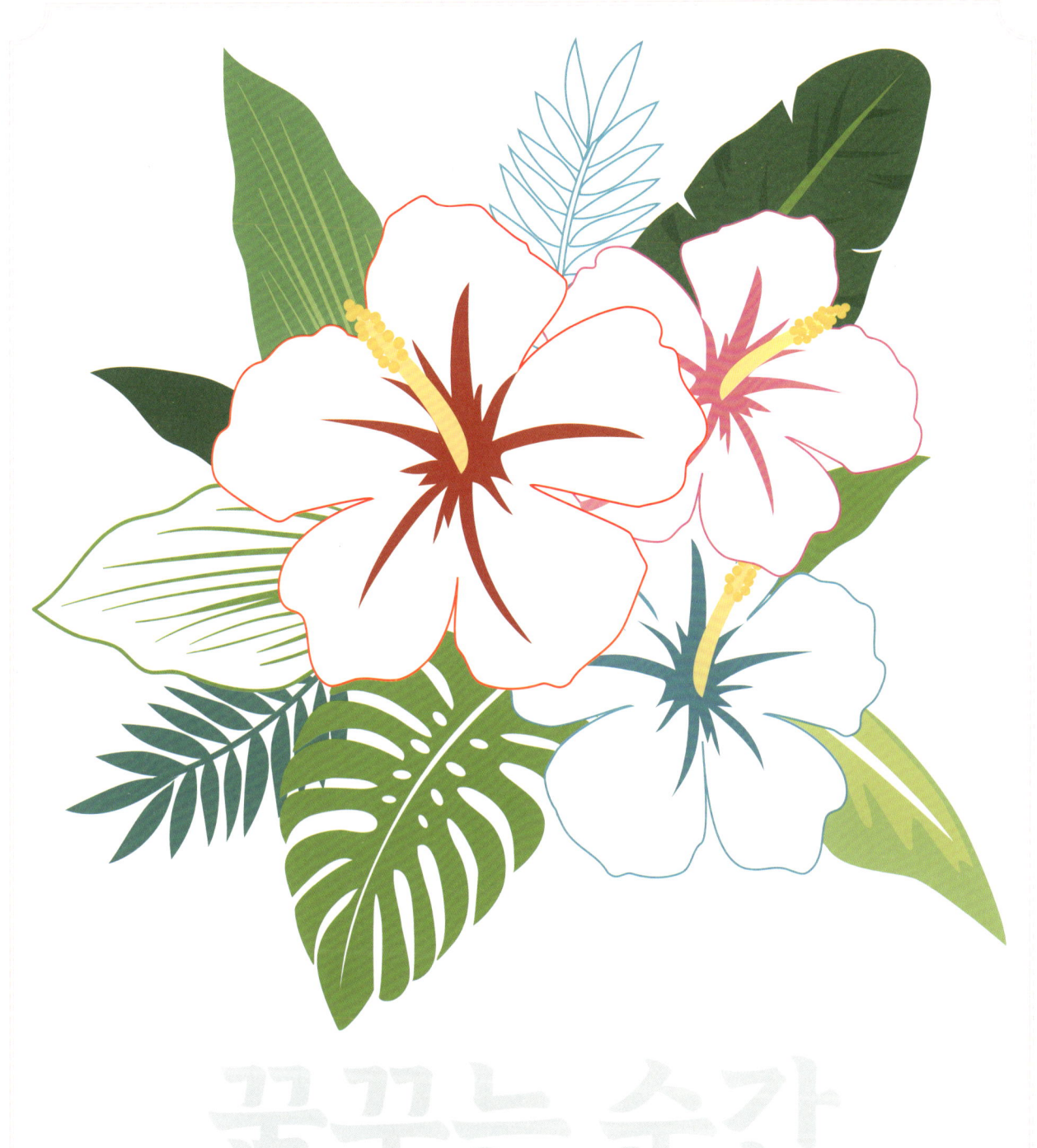

꿈꾸는 순간
꽃피는 인생

15

지금부터
좋은 일만
생길 거예요

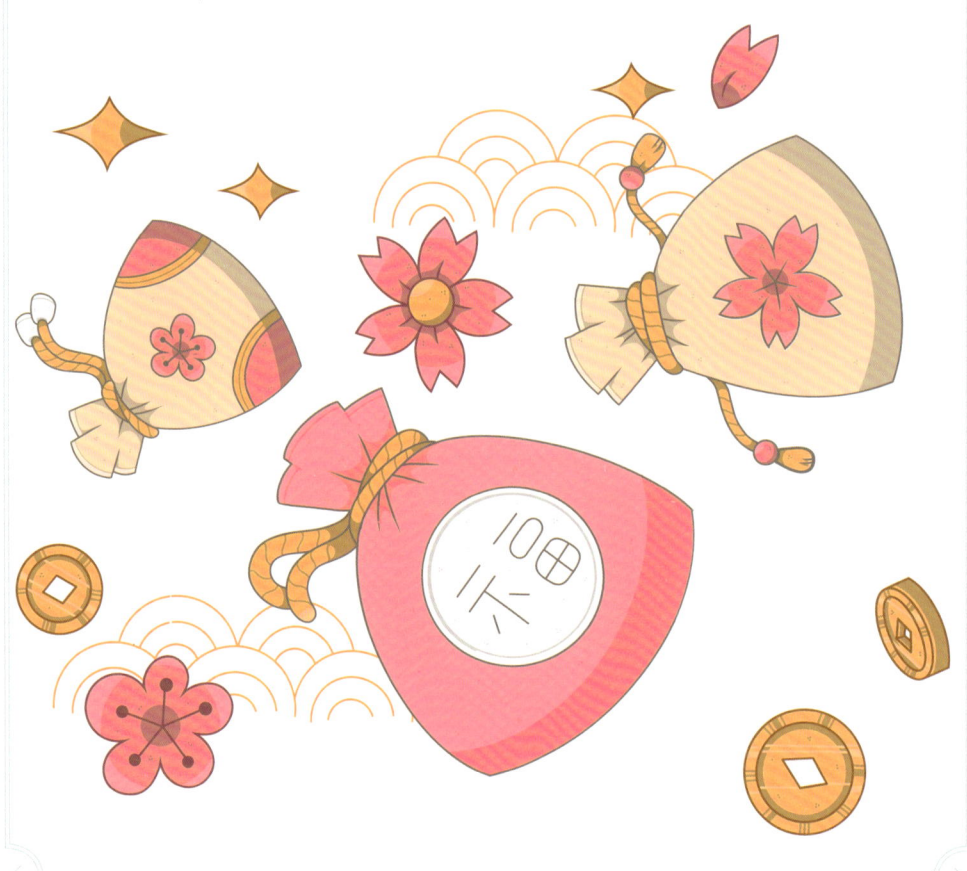

지금부터
좋은 일만
생길 거예요

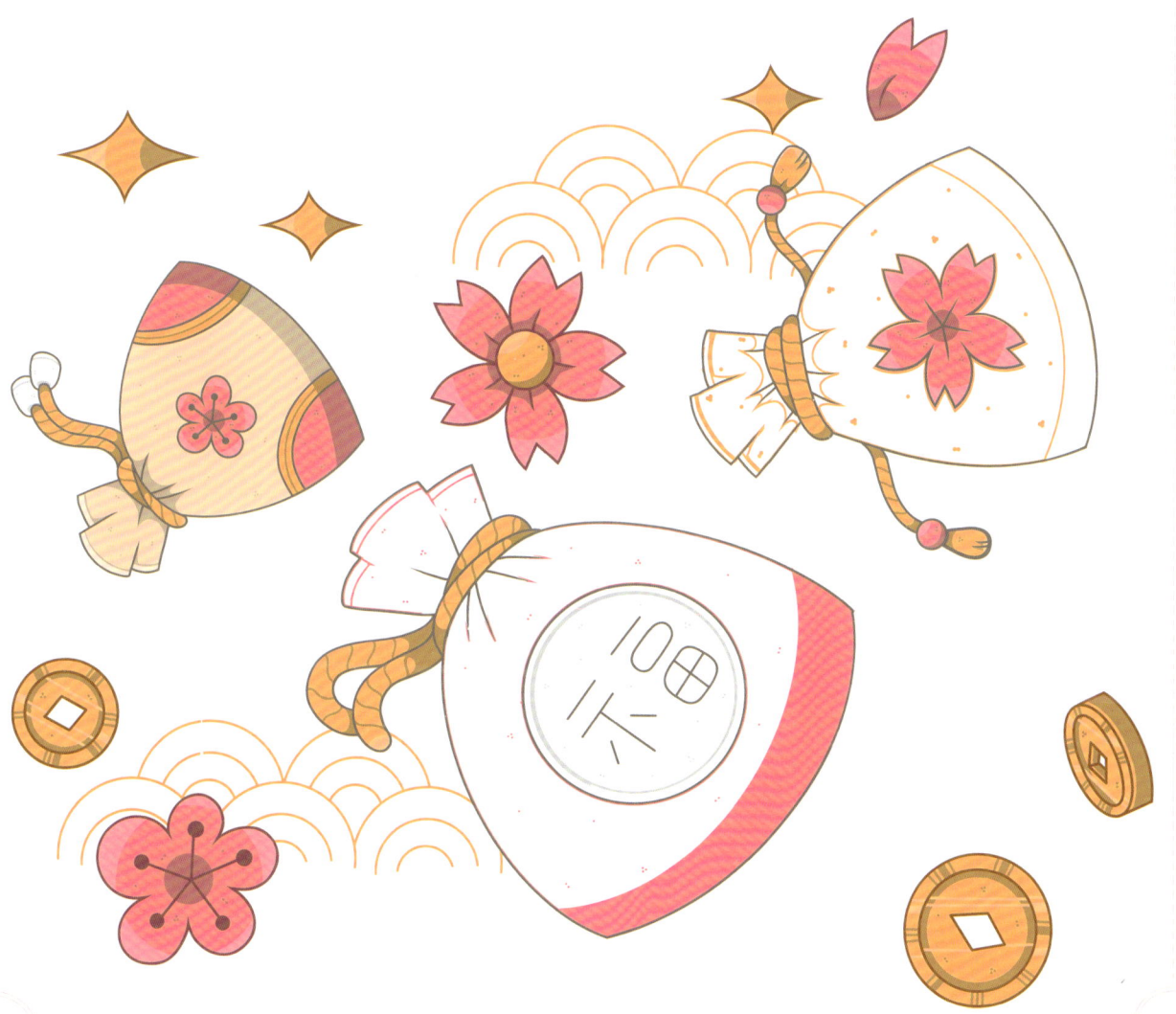

76

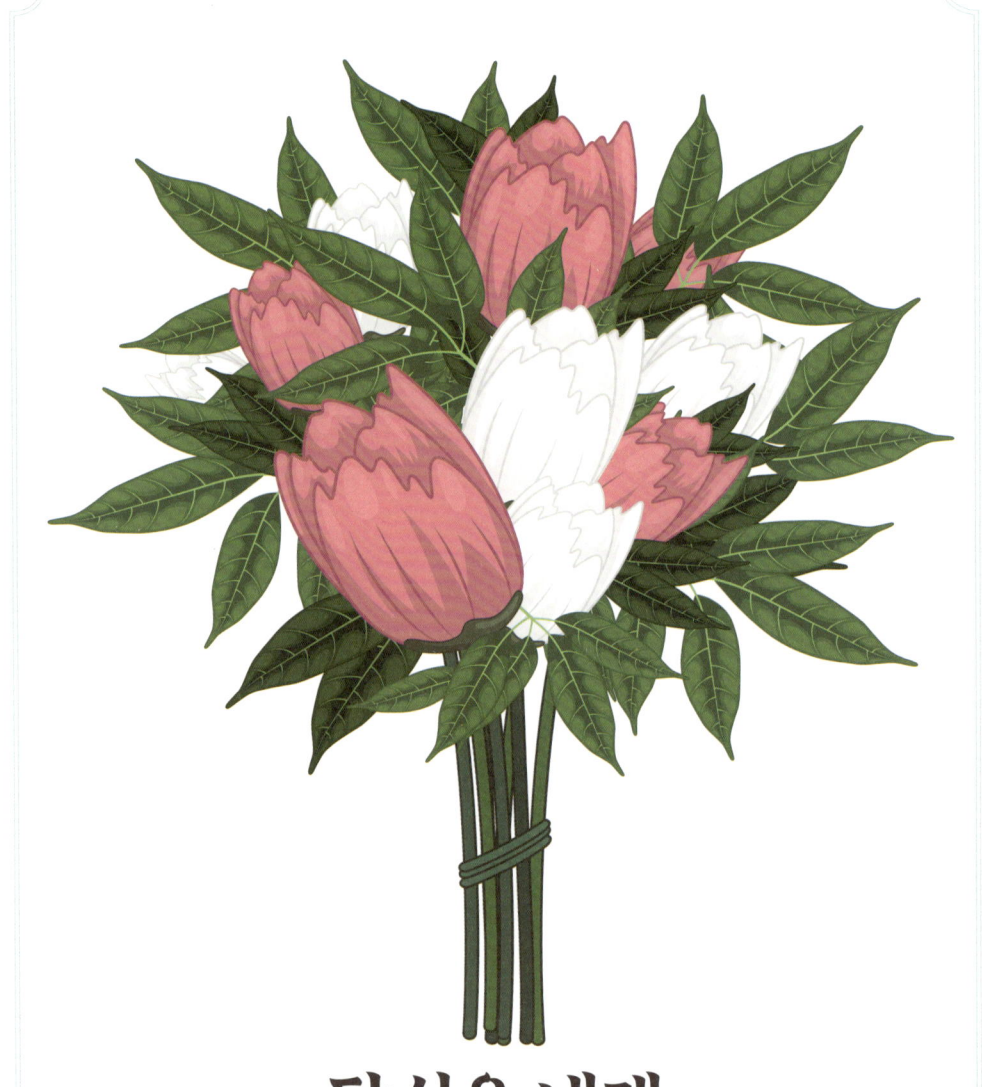

**당신은 내게
소중한 사람입니다**

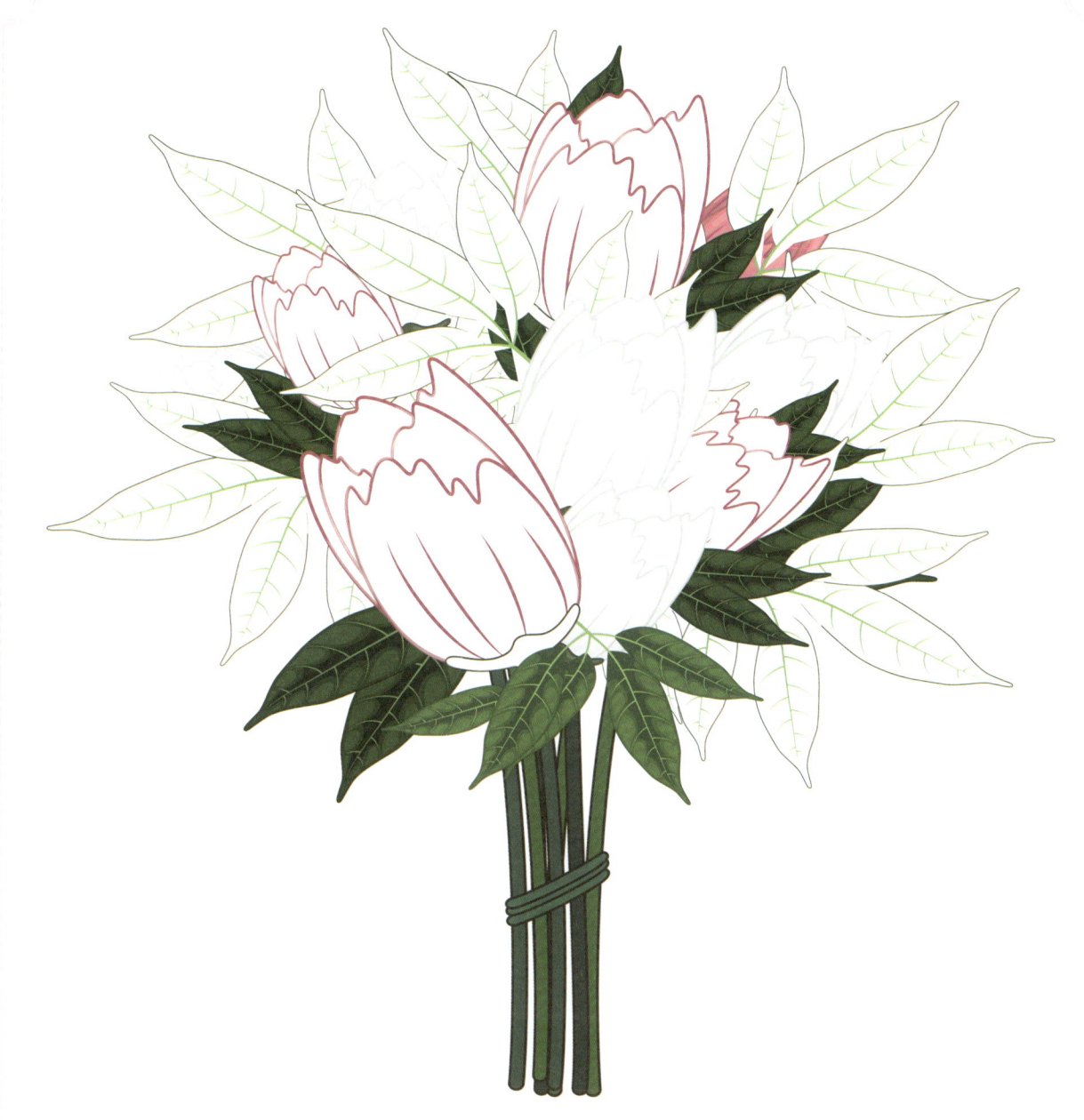

당신은 내게
소중한 사람입니다

17

빛나는 세상
빛나는 우리

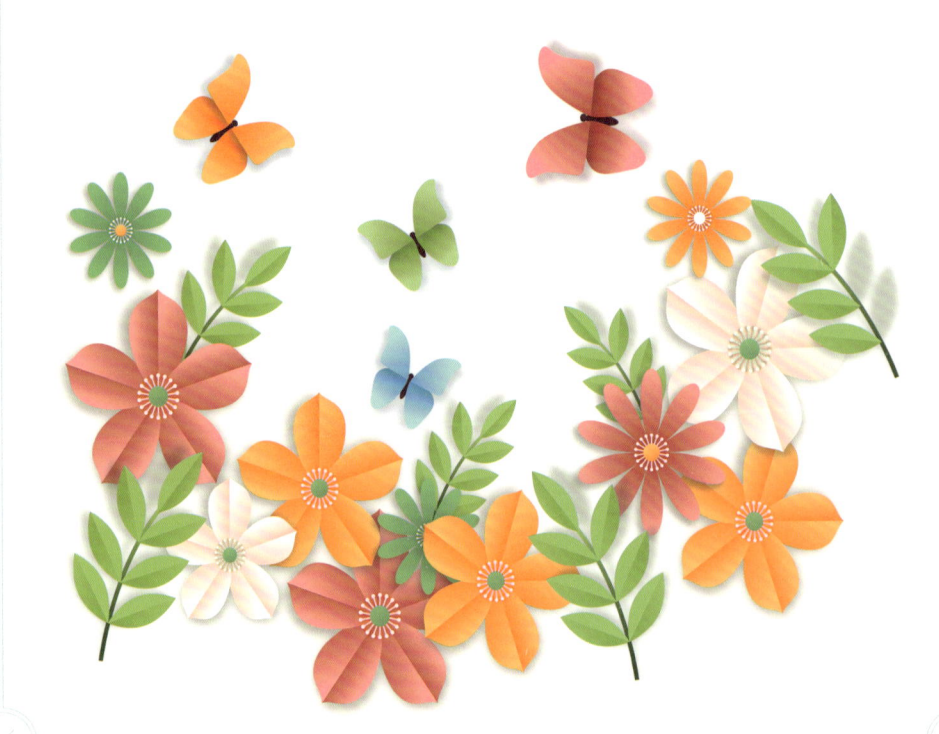

빛나는 세상
빛나는 우리

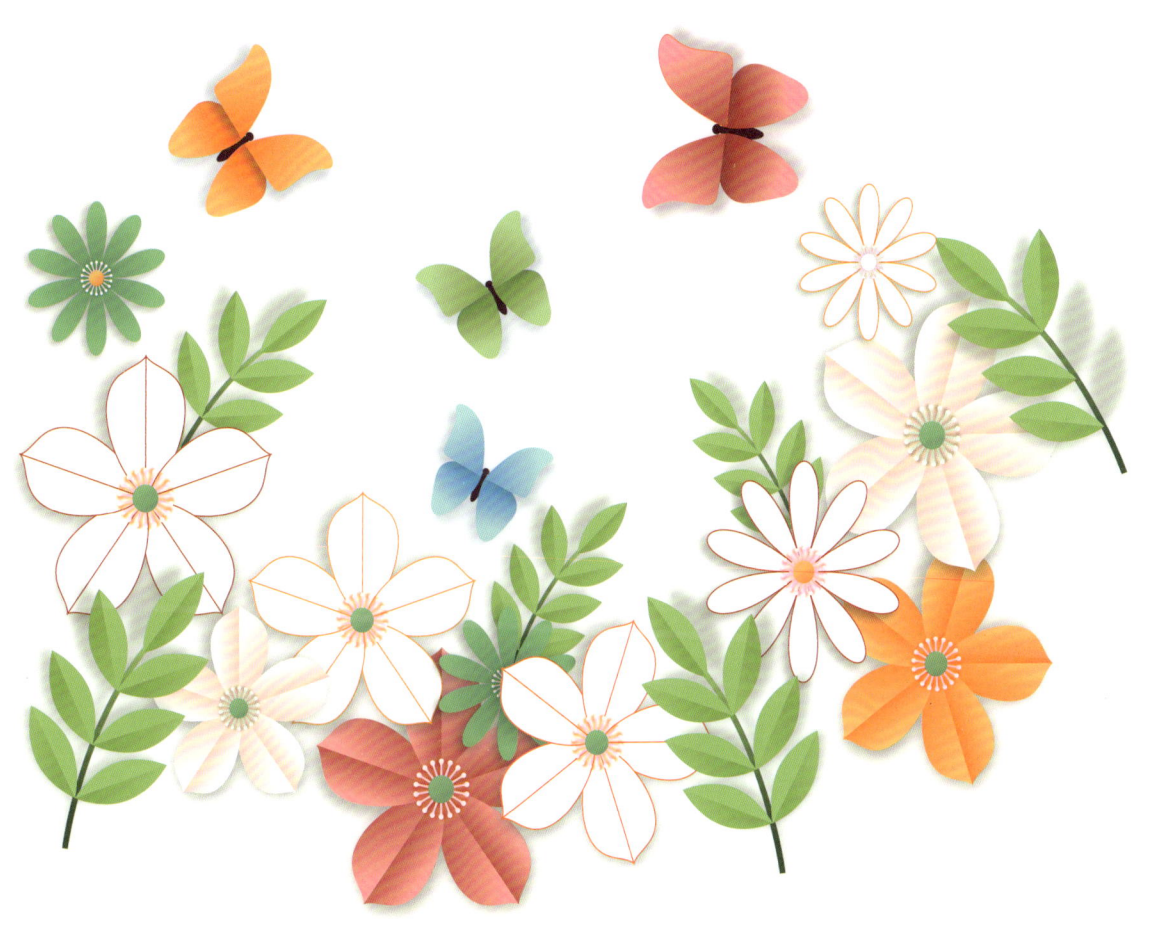

18

비가 오면
내가
우산이
되어 줄게요

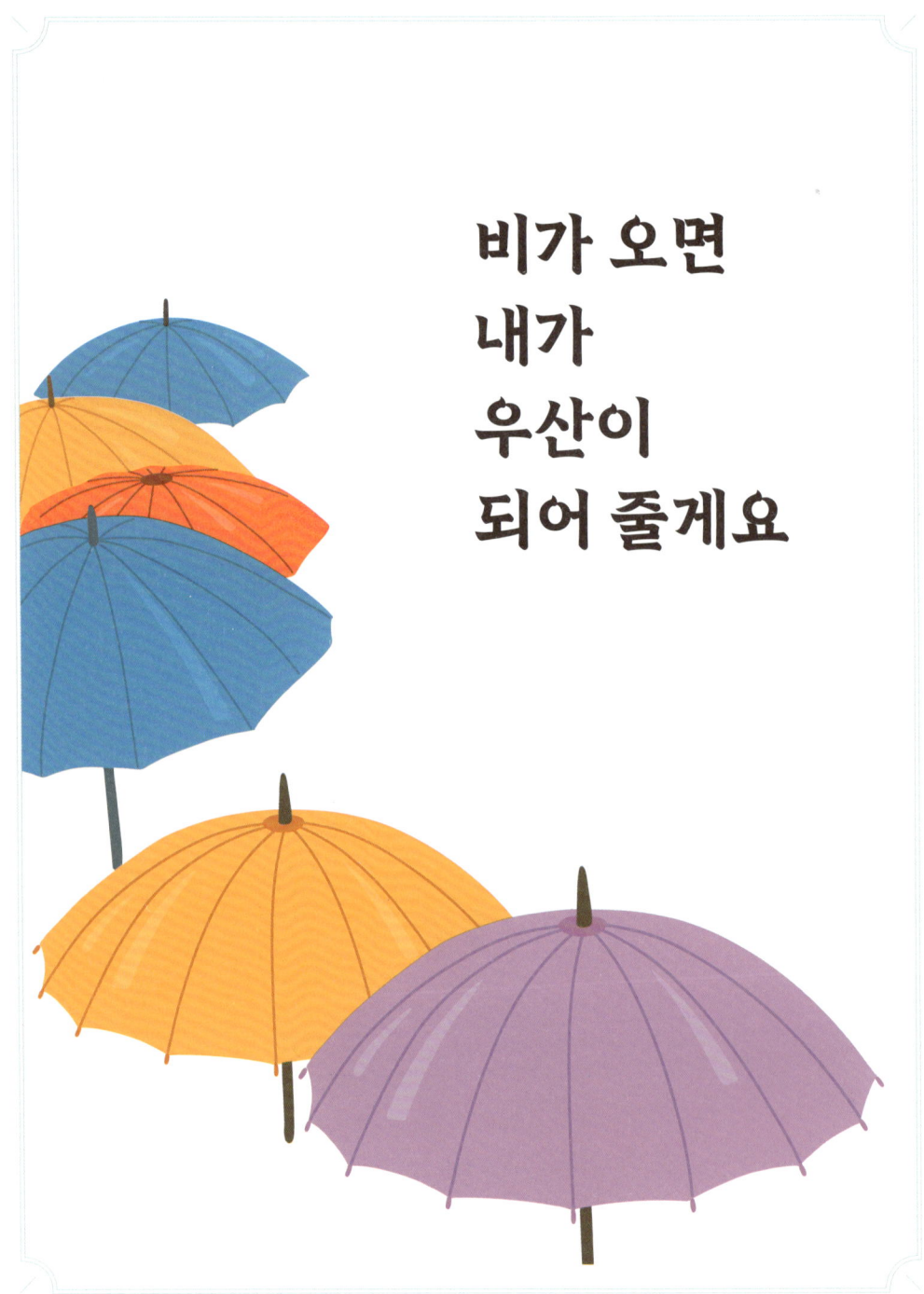

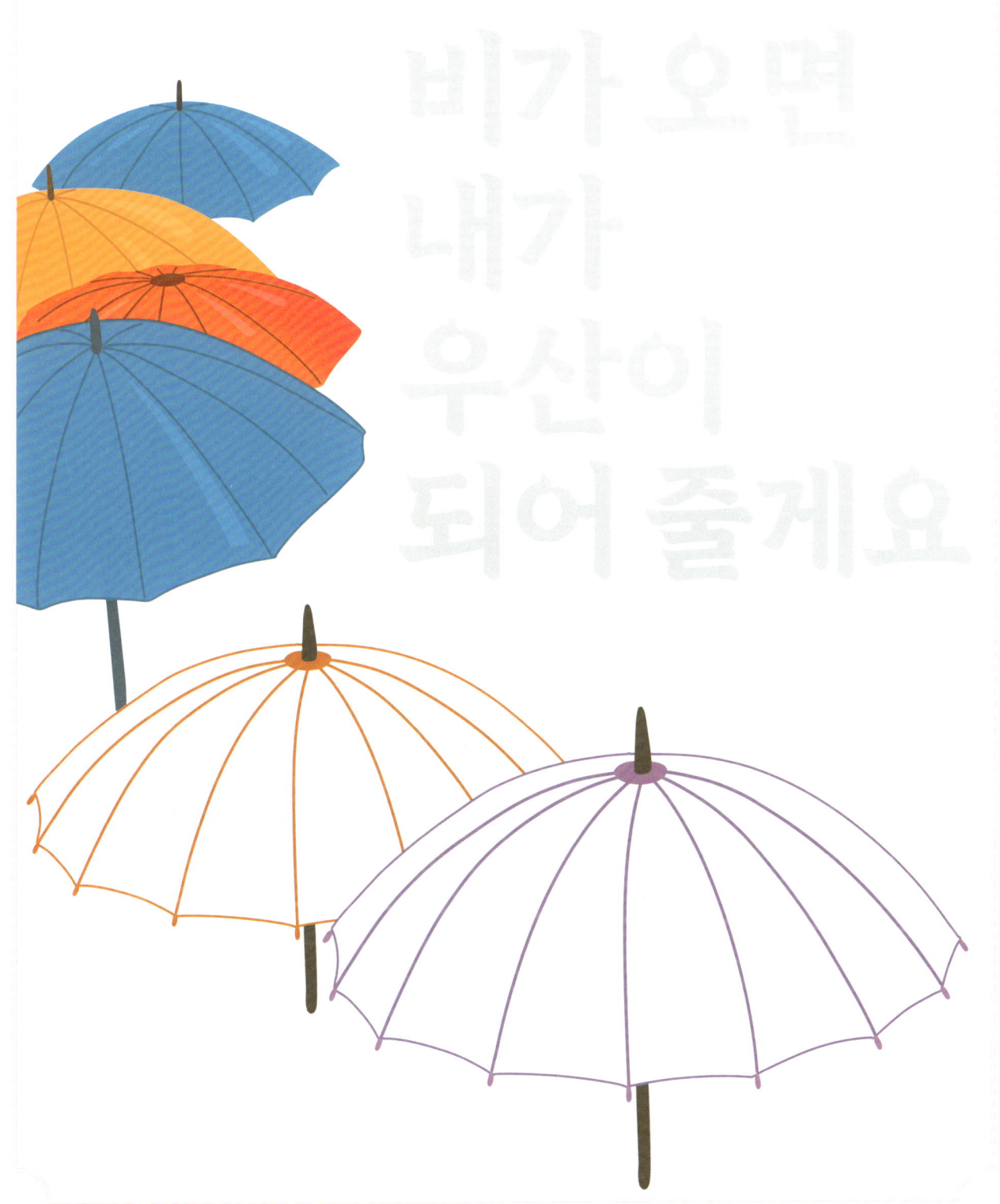

비가 오면
내가
우산이
되어 줄게요

19

오늘
내 삶의
모든 것이
기적이다

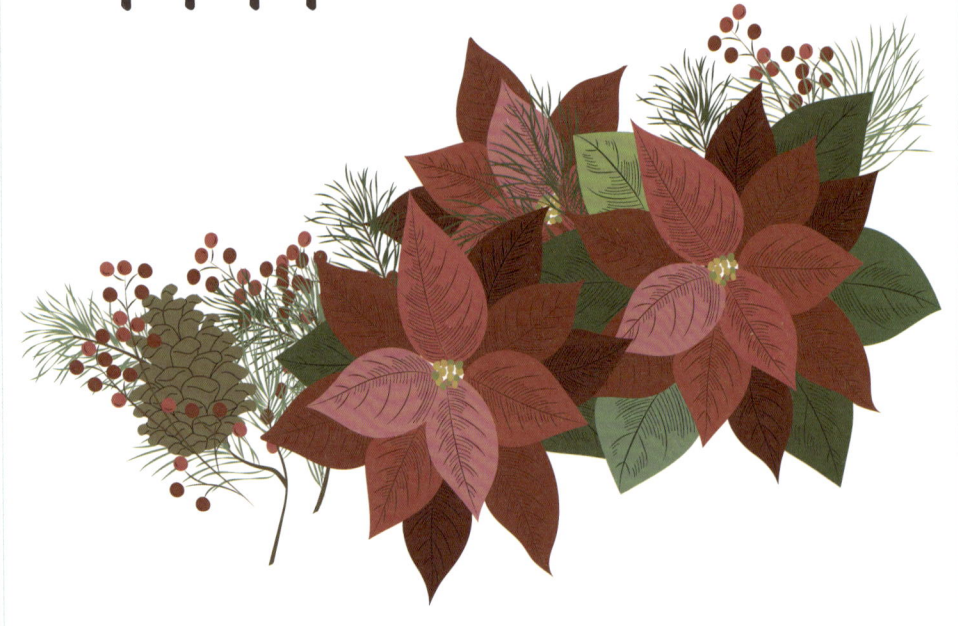

오늘
내 삶의
모든 것이
기적이다

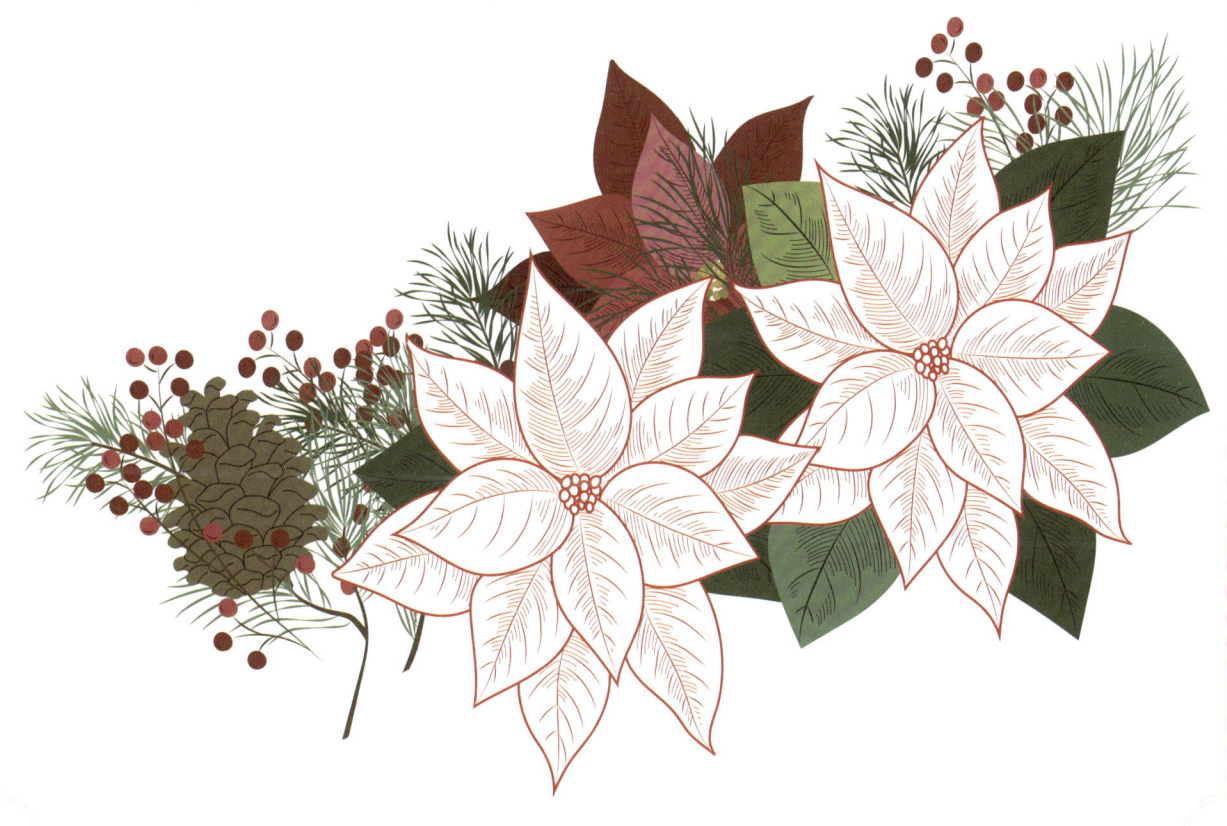

20

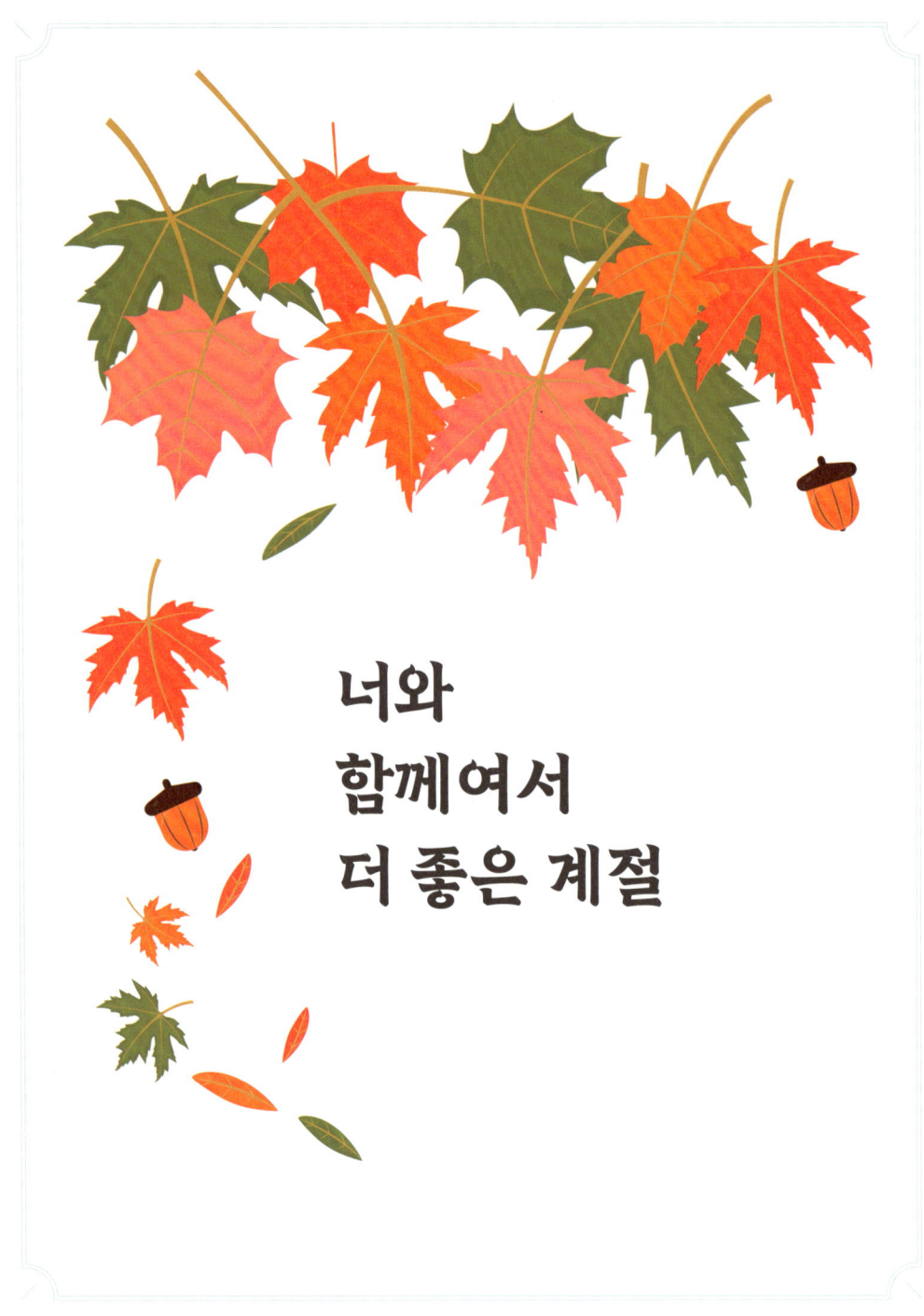

너와
함께여서
더 좋은 계절

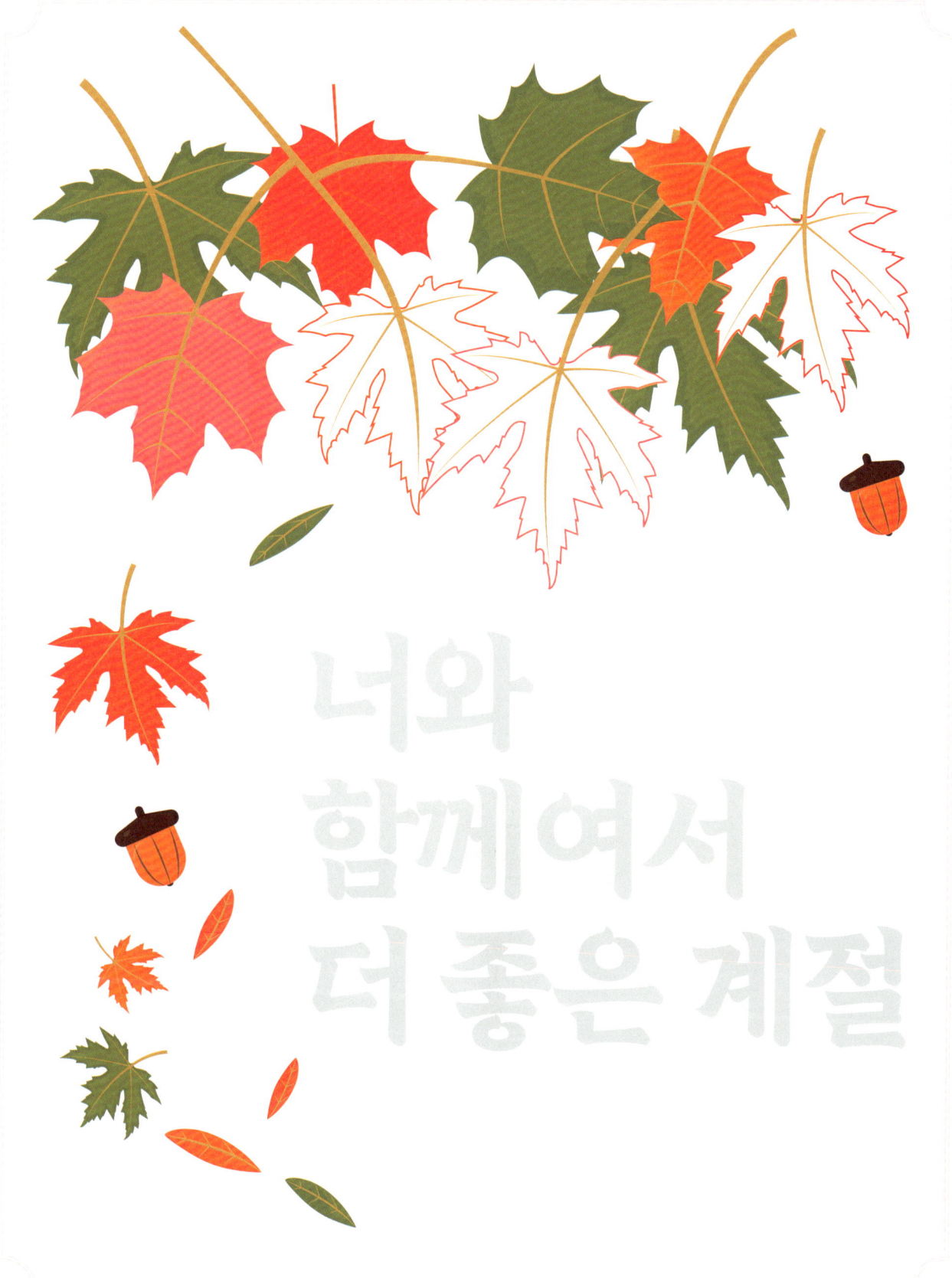

21

올라갈 때
못 본 그 꽃
내려갈 때
보았네

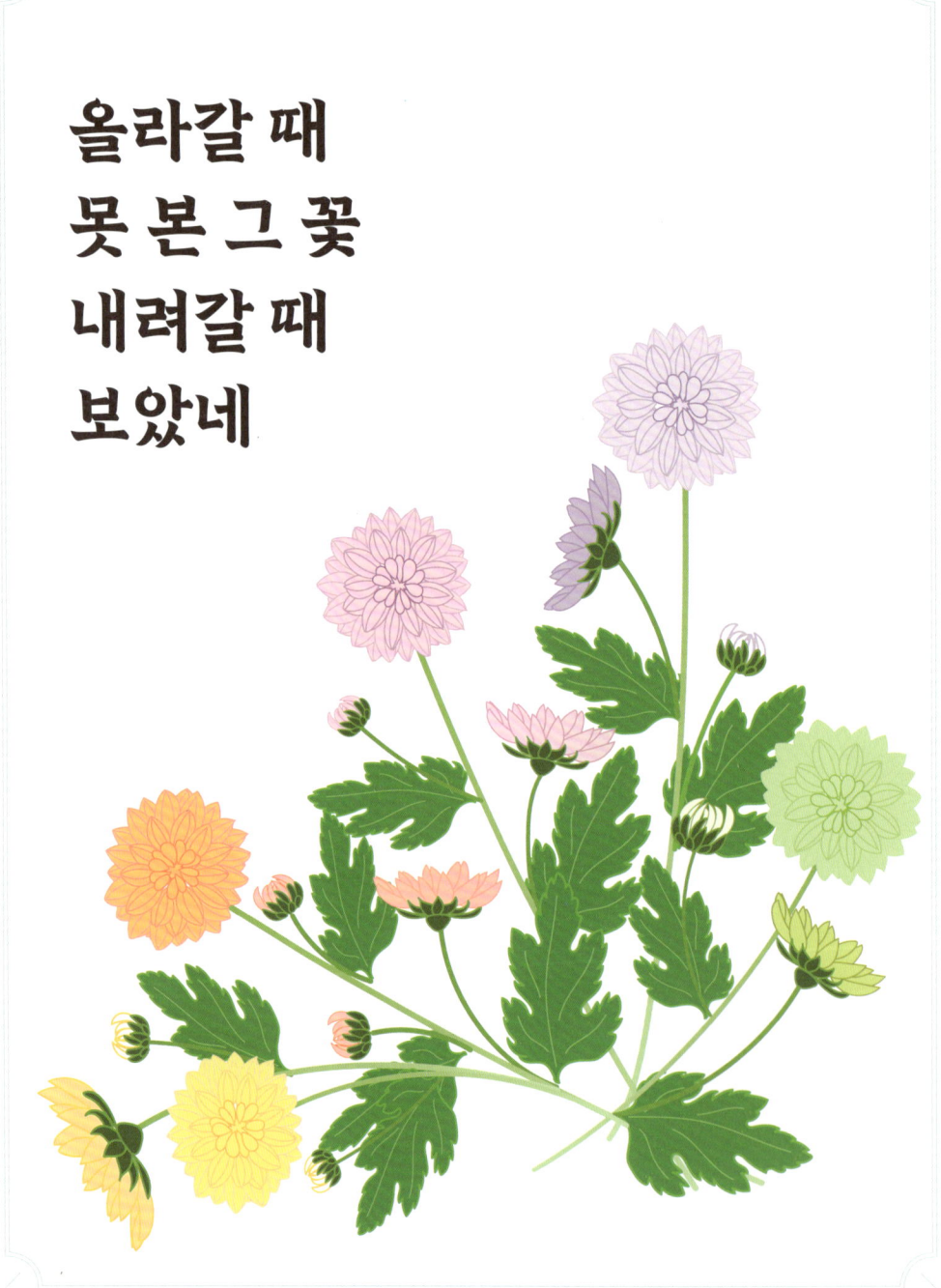

올라갈 때
못 본 그 꽃
내려갈 때
보았네

22

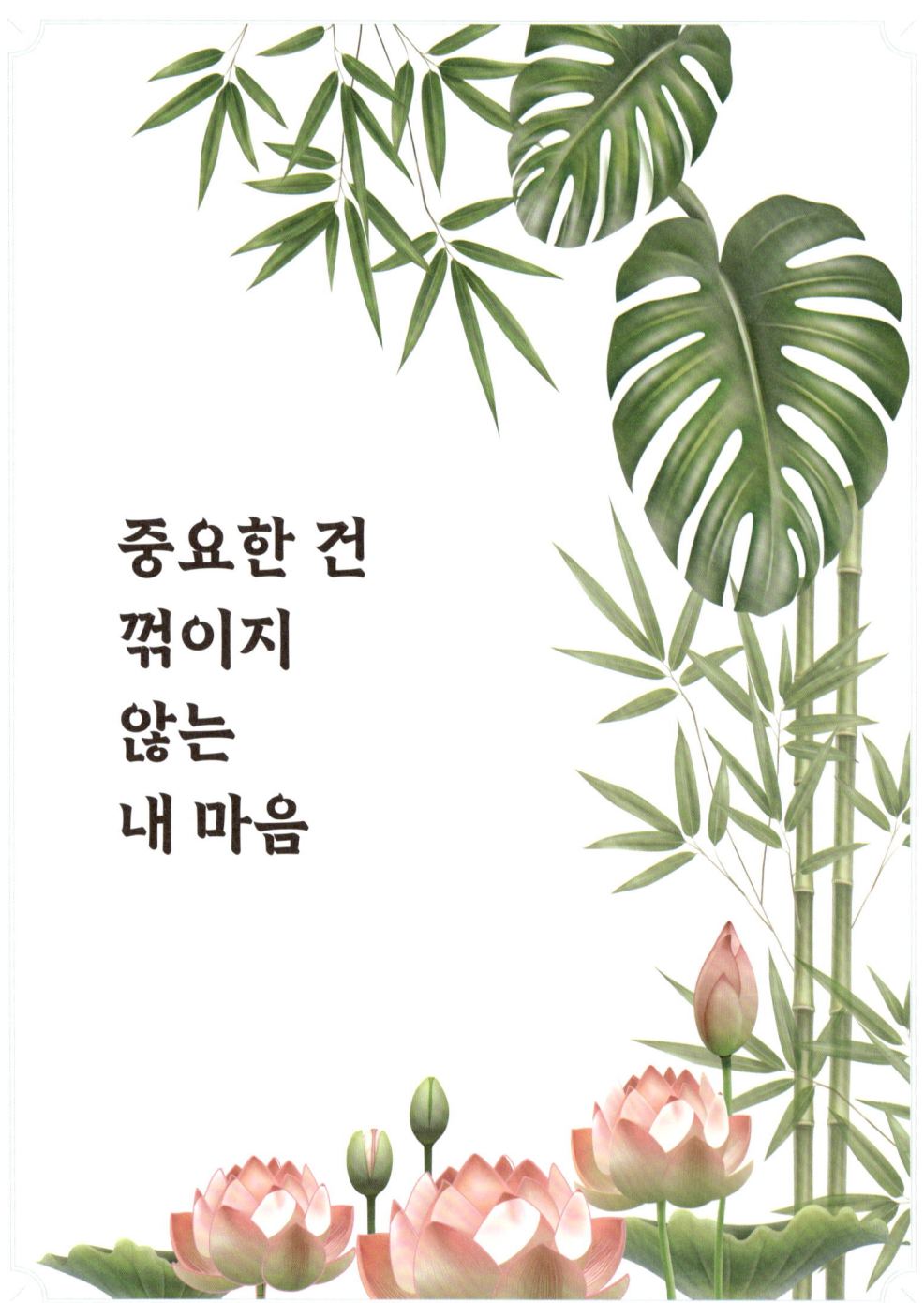

중요한 건
꺾이지
않는
내 마음

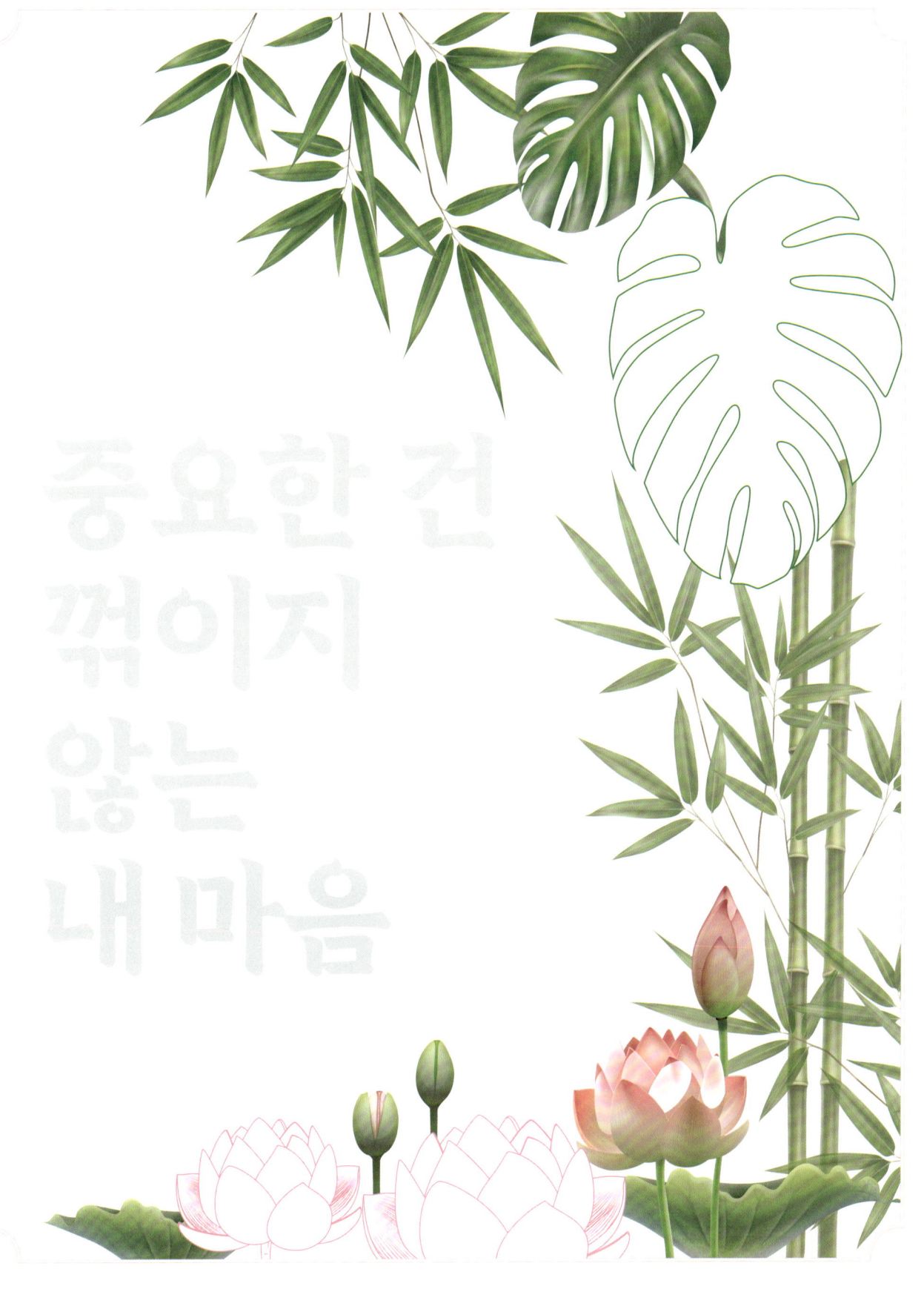

중요한 건
꺾이지
않는
내 마음

23

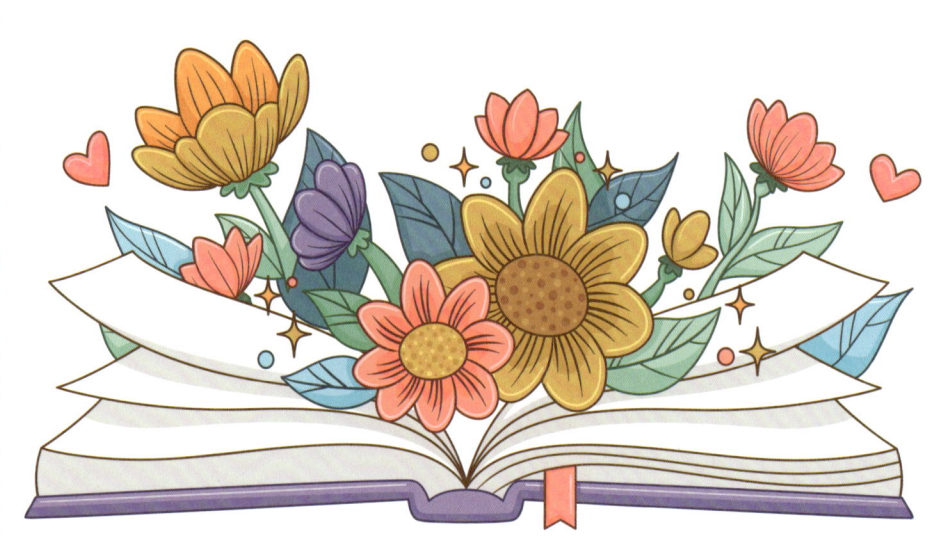

**좋은 책은
좋은 친구와
같다**

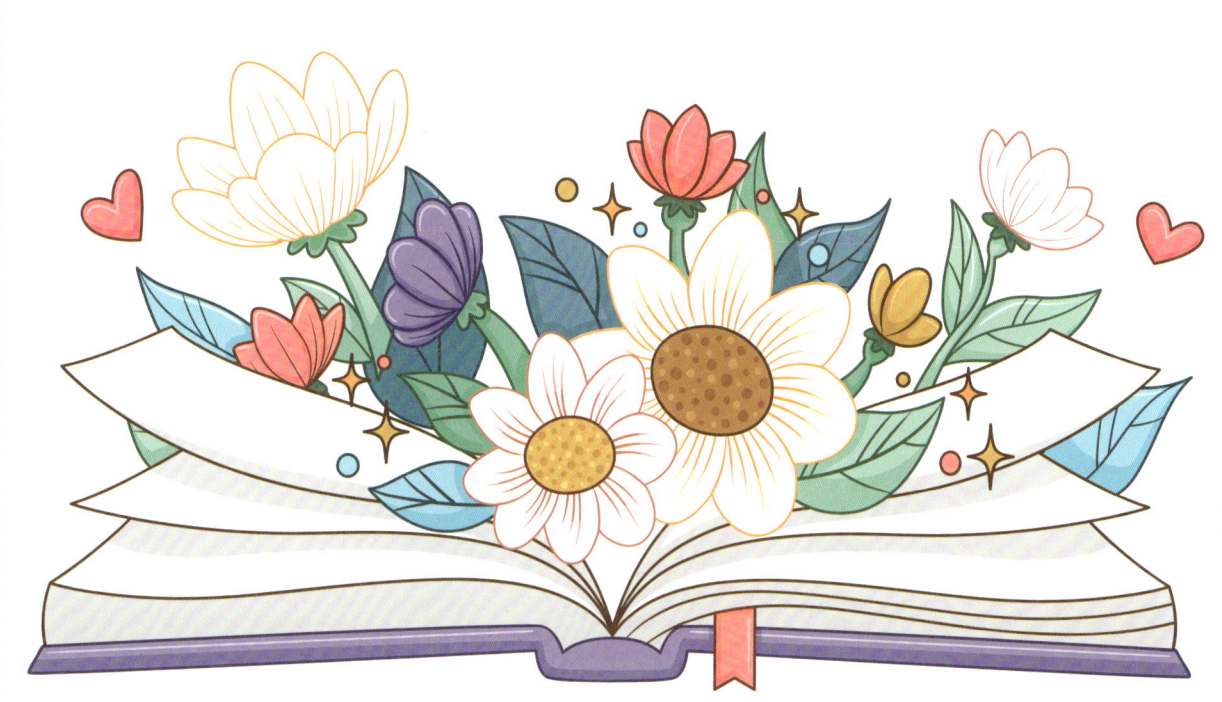

좋은 책은
좋은 친구와
같다

24

우린
봄날입니다

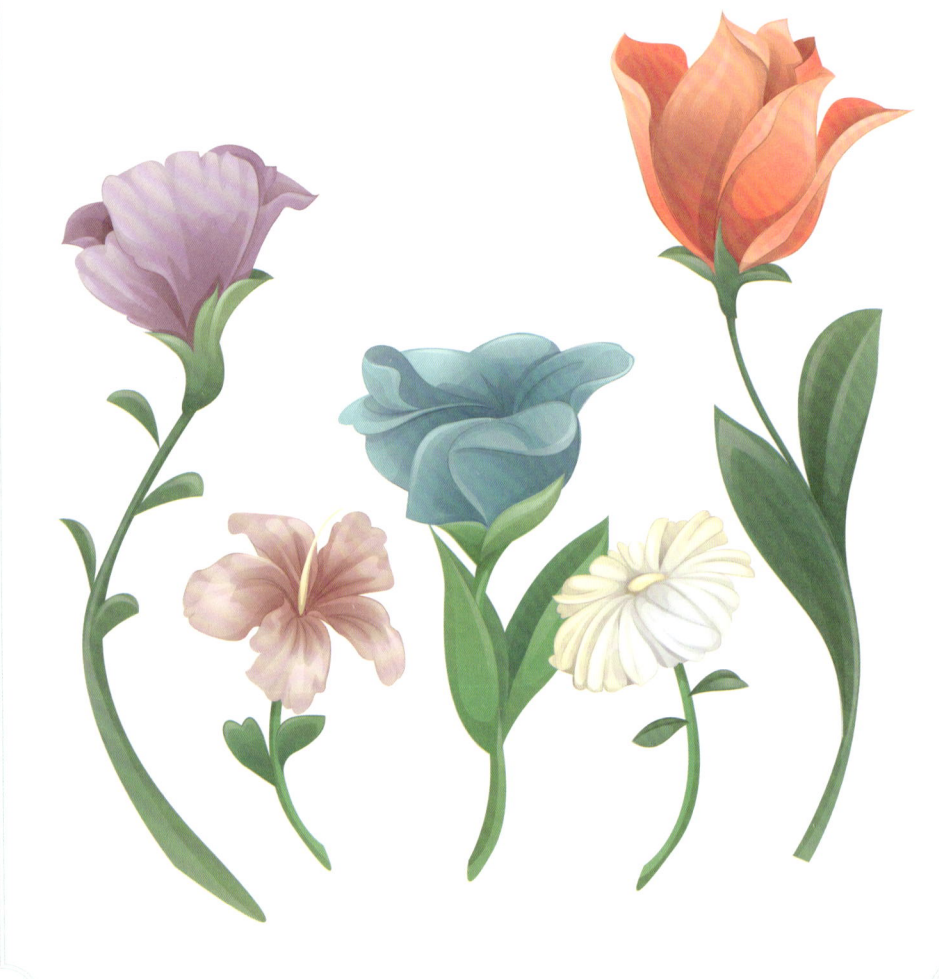

우리 봄날입니다

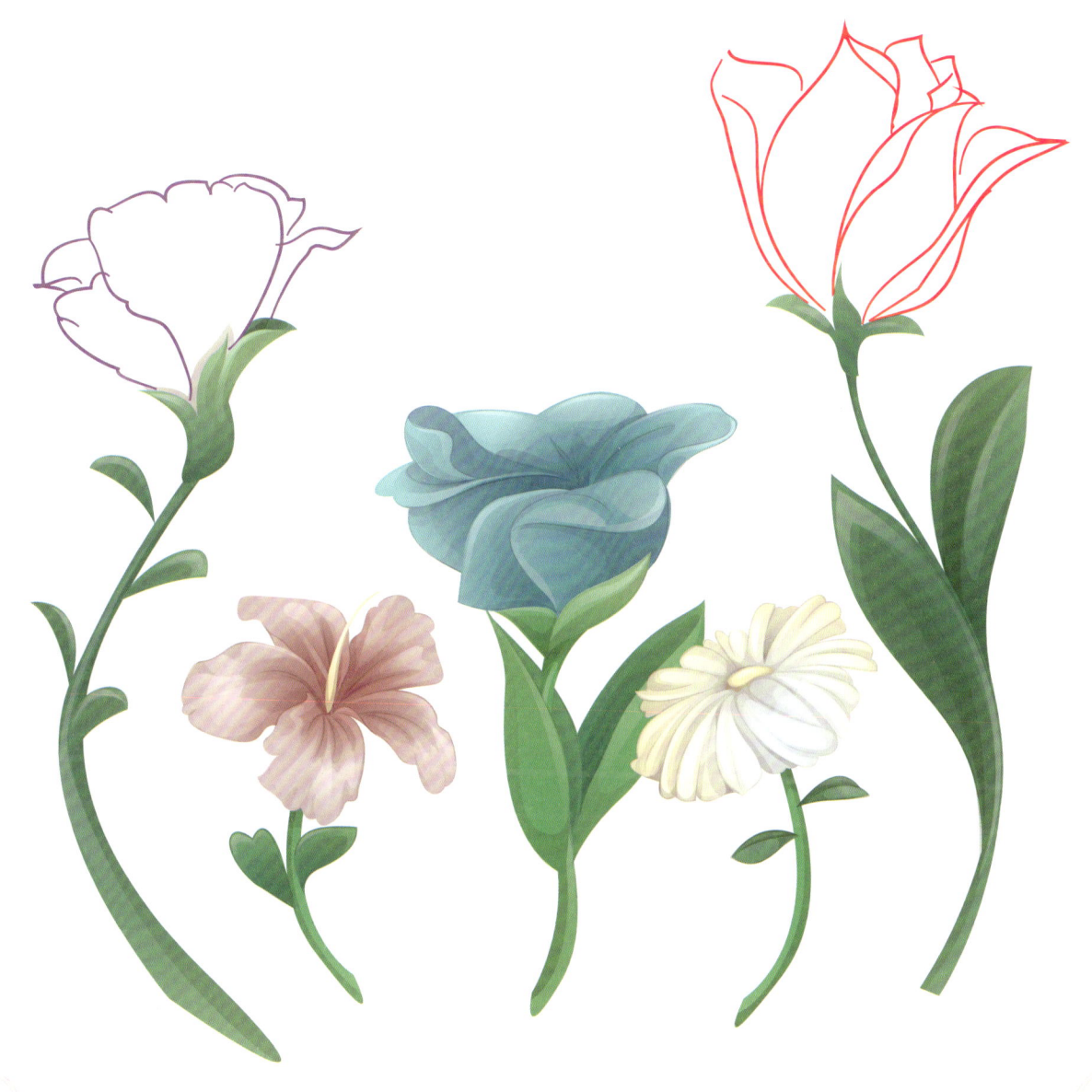

25

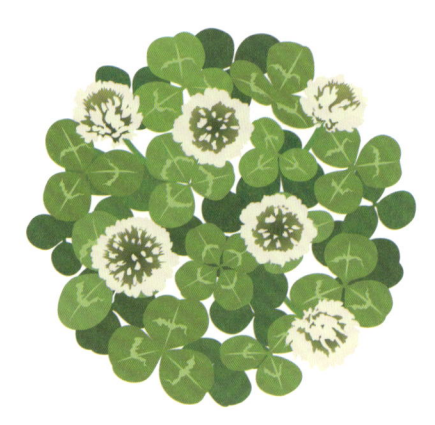
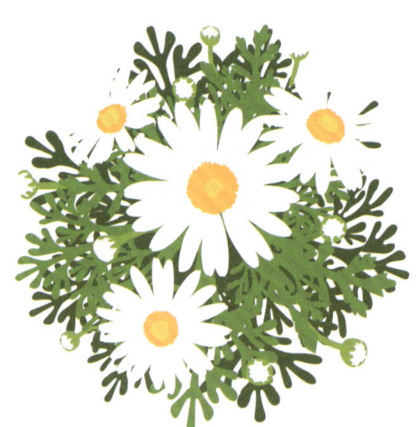

힘내라
우리 인생아

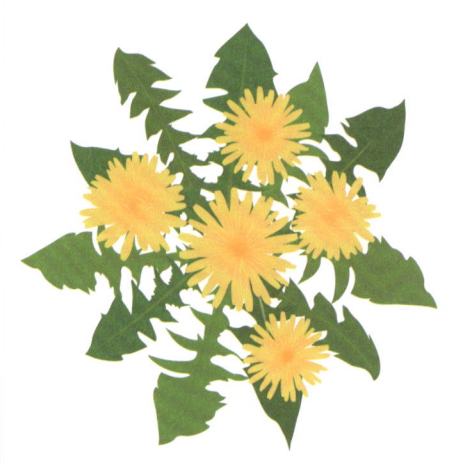

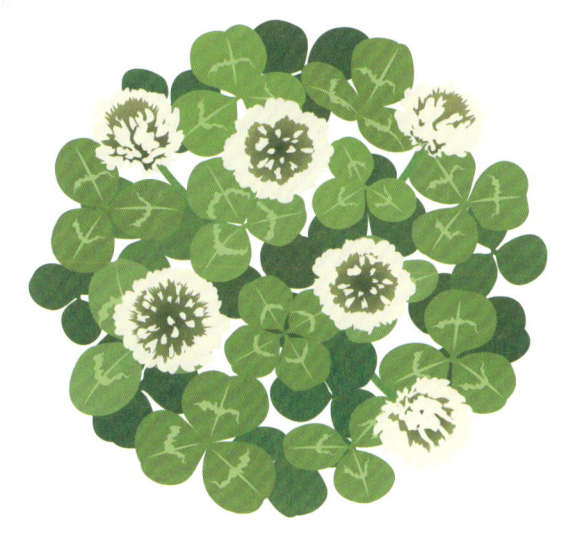
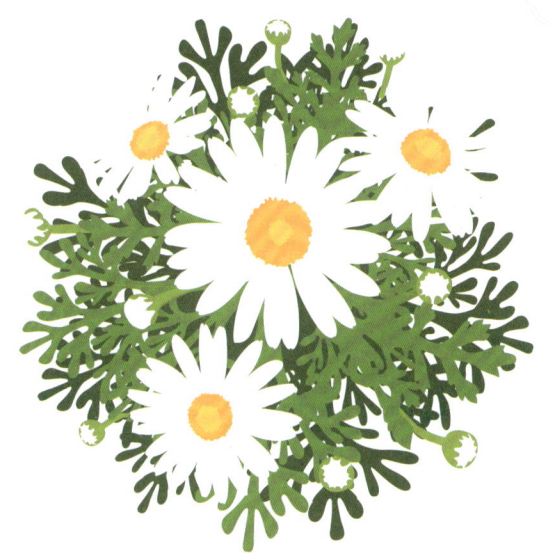

힘내라
우리 인생아

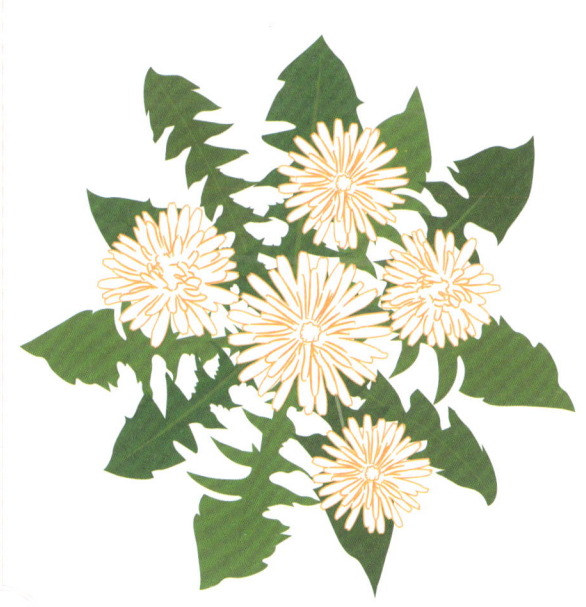
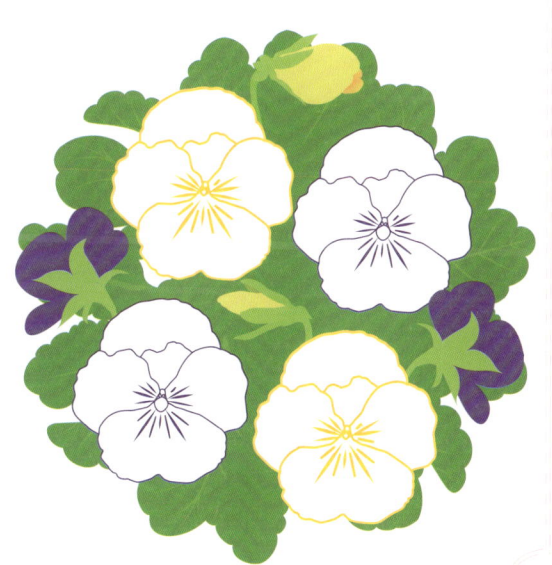

26

내 인생
최고의 선물은
당신입니다

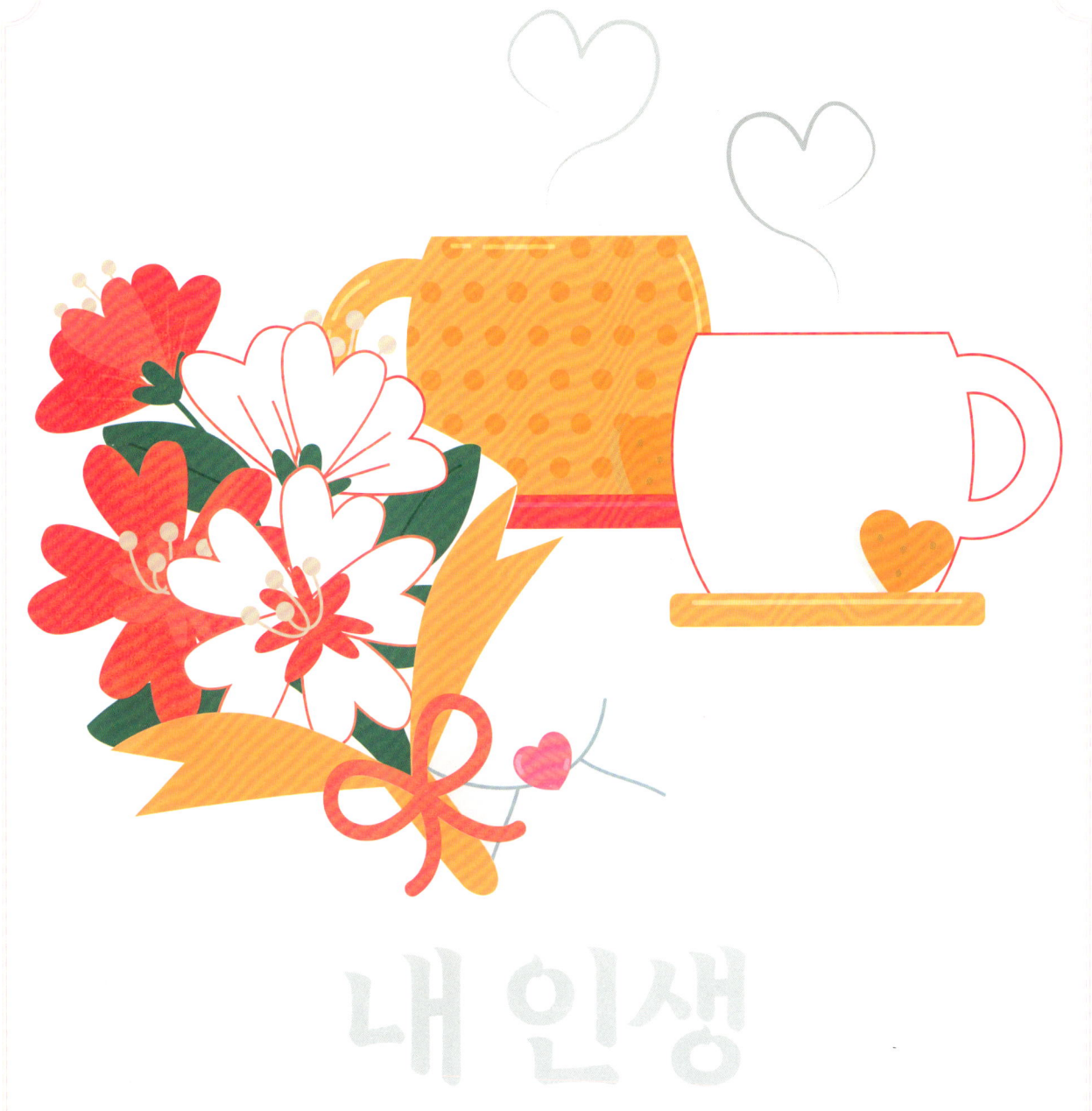

내 인생
최고의 선물은
당신입니다

27

햇살이
비추는
모든 곳에
당신이
있다

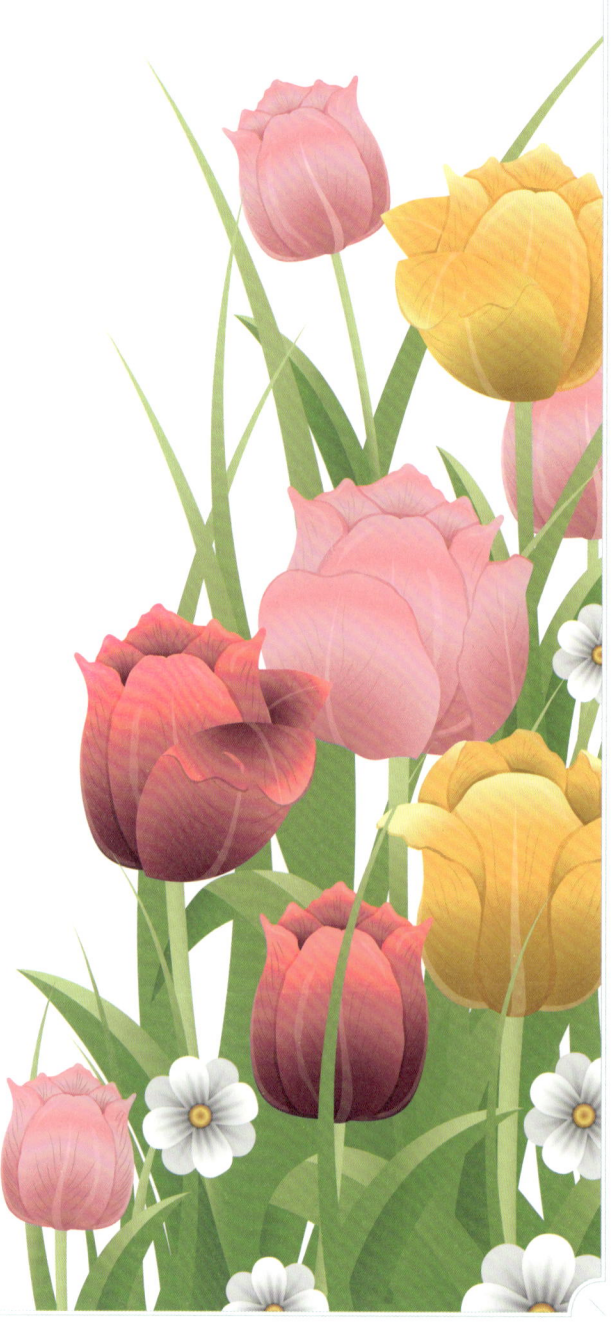

햇살이
비추는
모든 곳에
당신이
있다

28

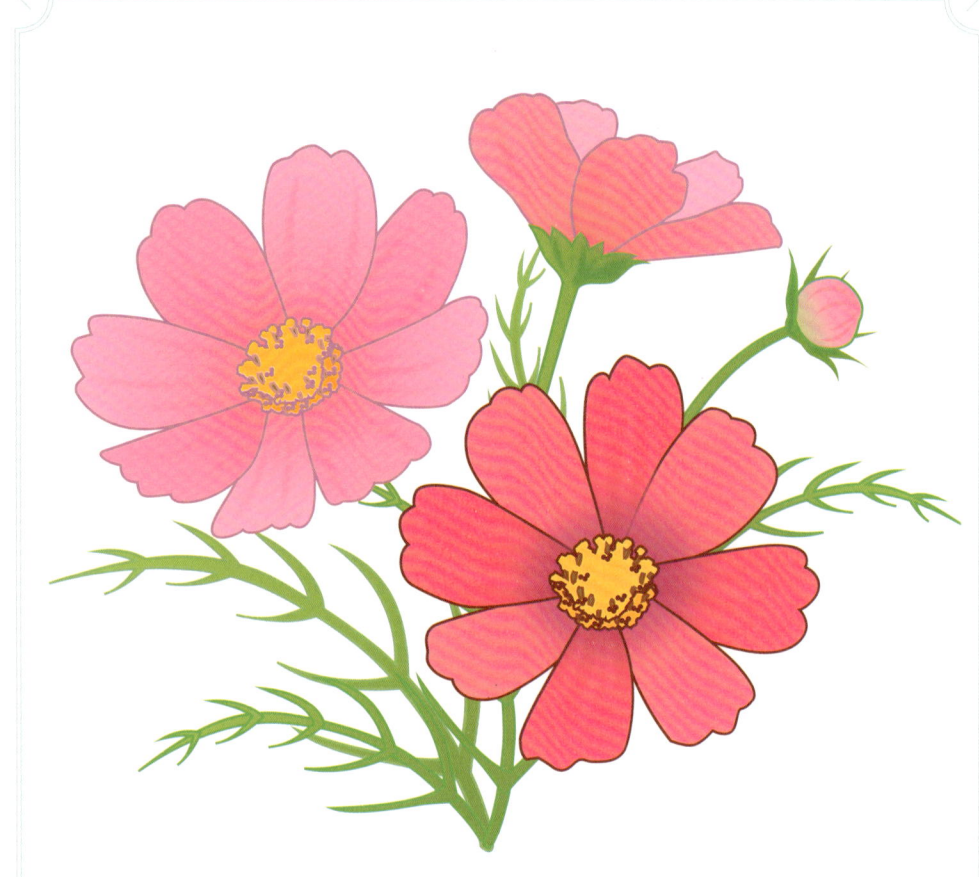

이제 우리
꽃길만 걸어요

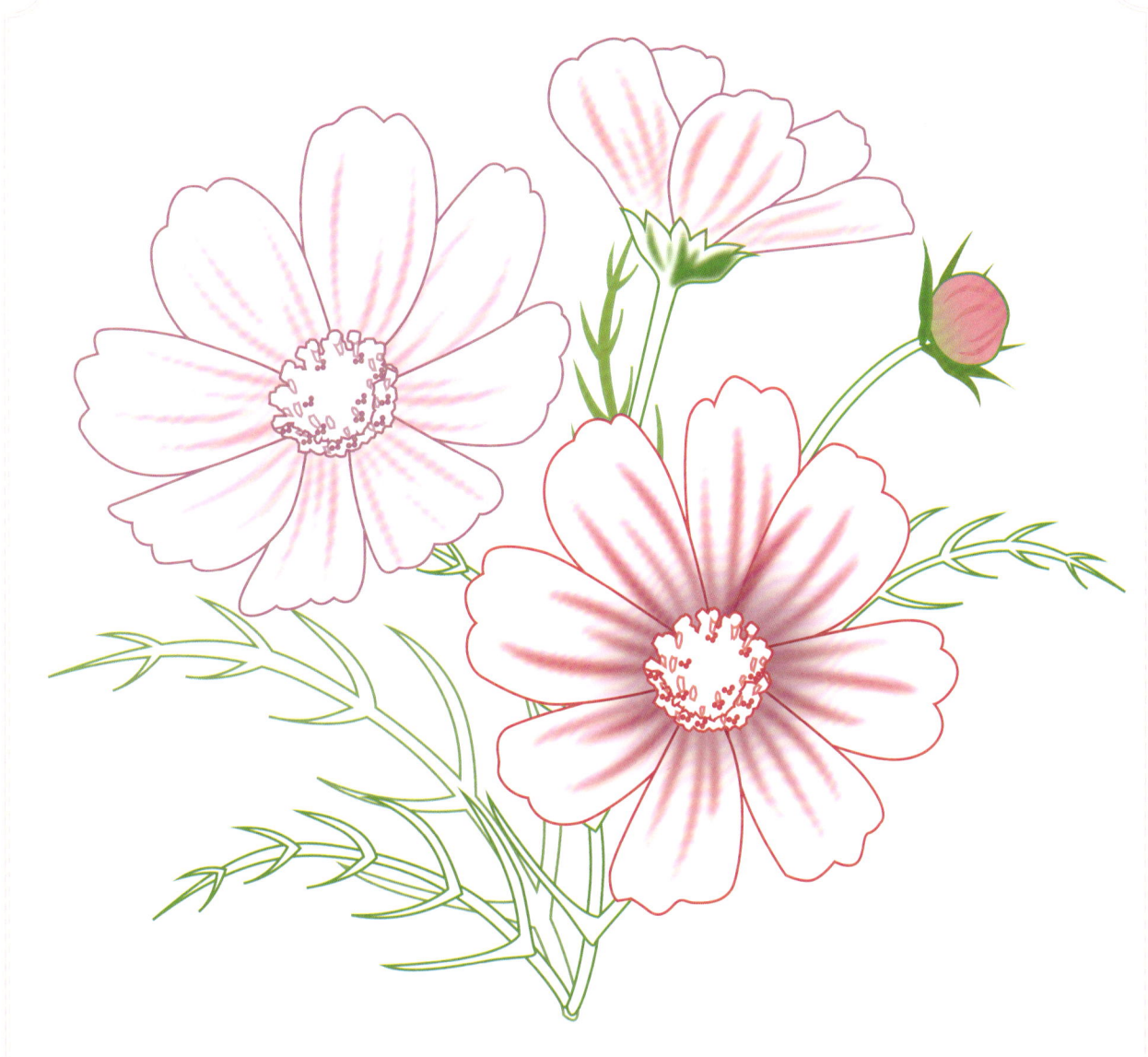

이제 우리
꽃길만 걸어요

29

내 인생
최고의 날은
바로
오늘이야

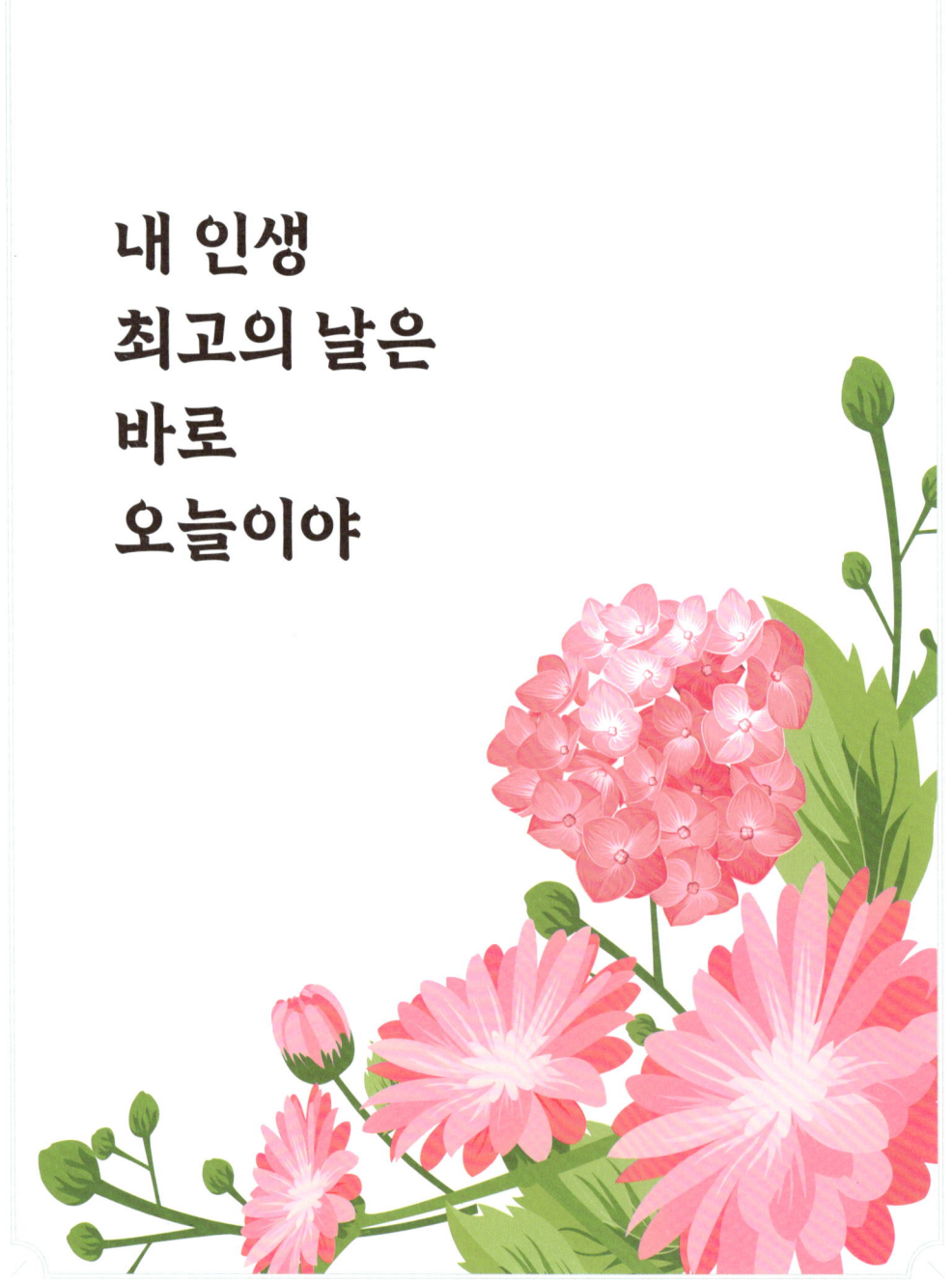

내 인생
최고의 날은
바로
오늘이야

30

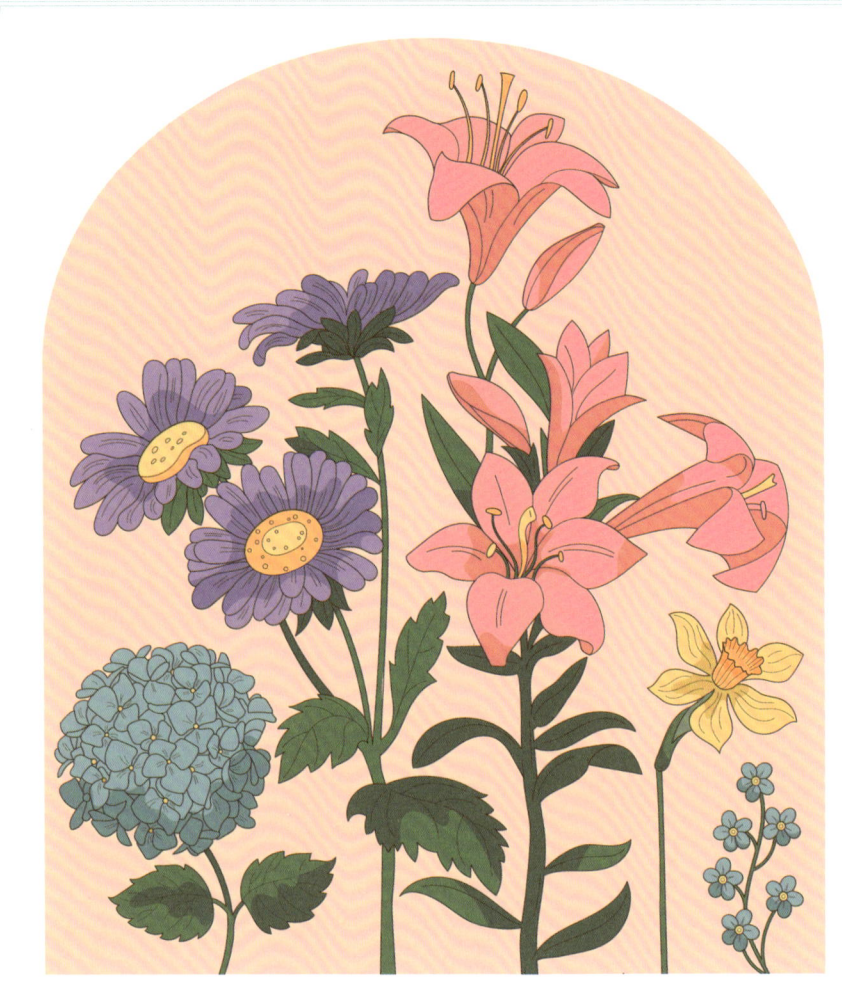

당신이 믿는 대로
피어납니다

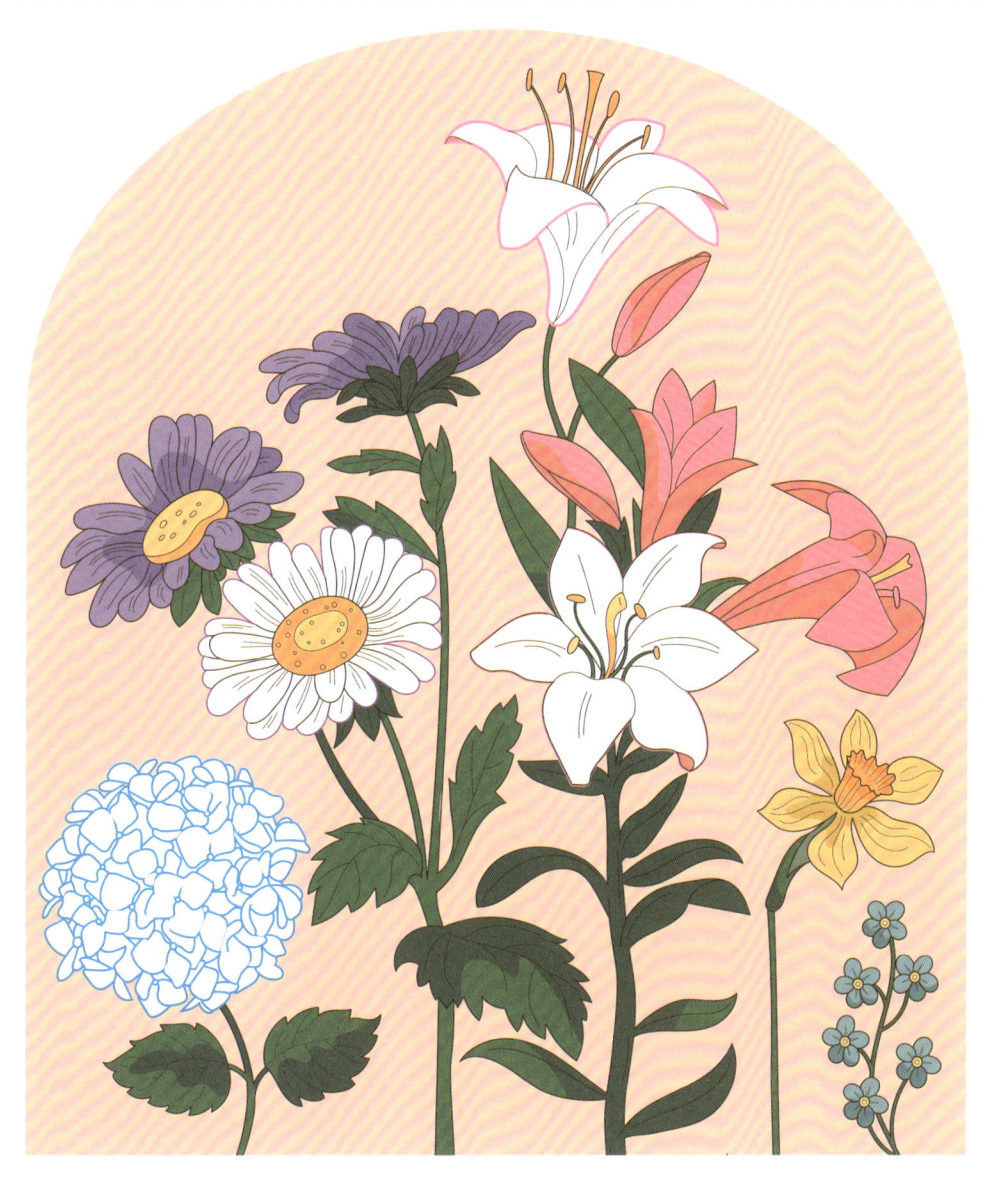

당신이 믿는 대로
피어납니다

31

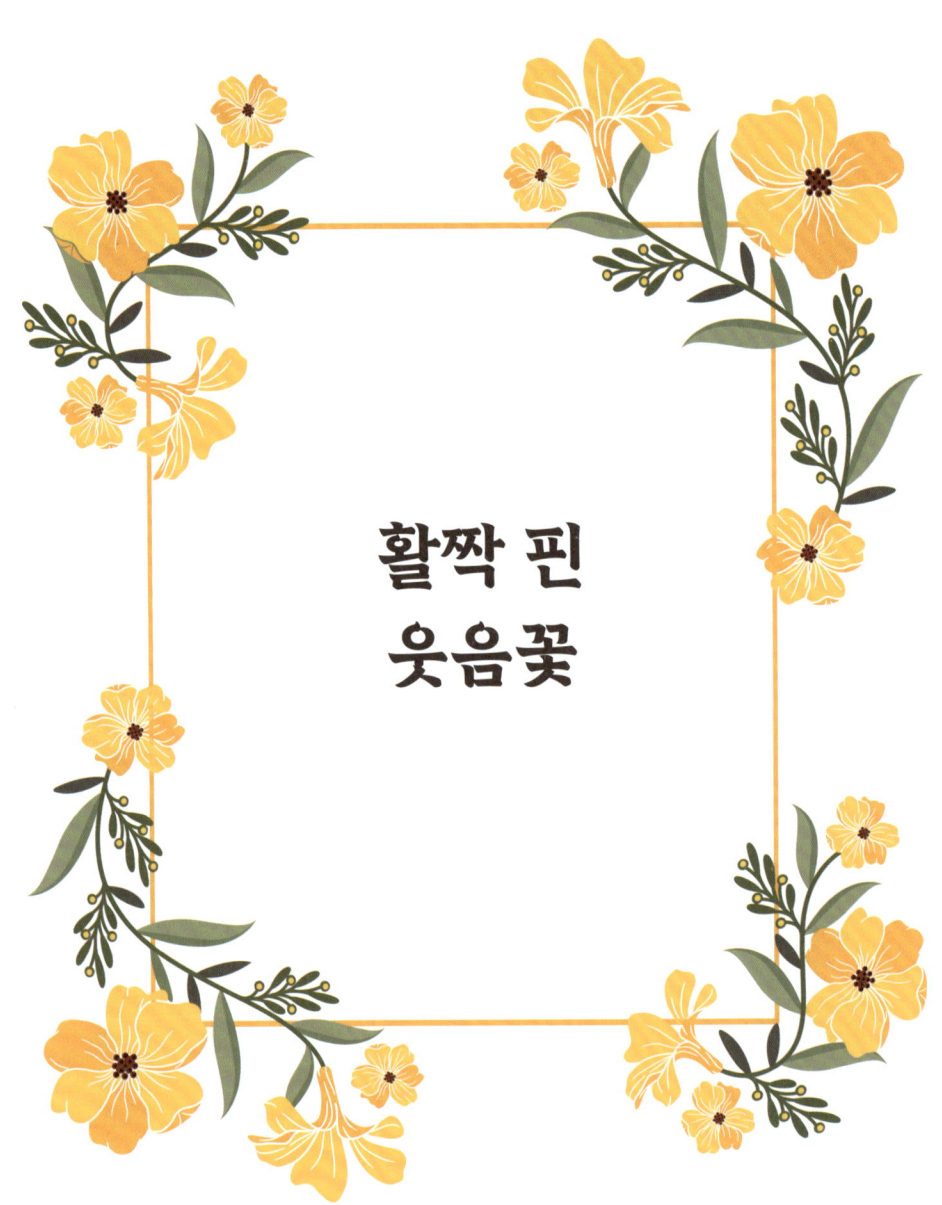

활짝 핀
웃음꽃

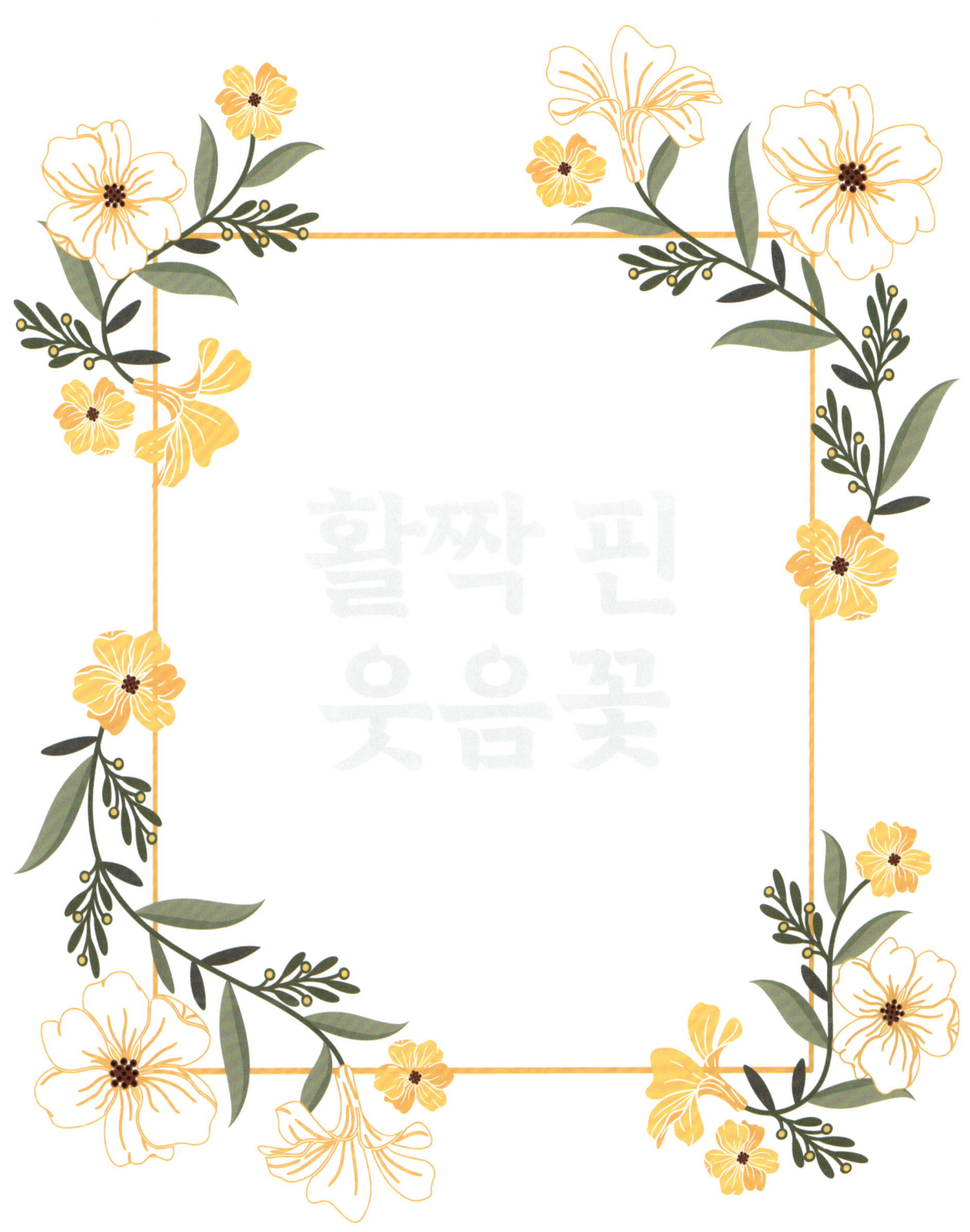

활짝 핀 웃음꽃

32

행복의 열쇠는
언제나
내 안에 있어

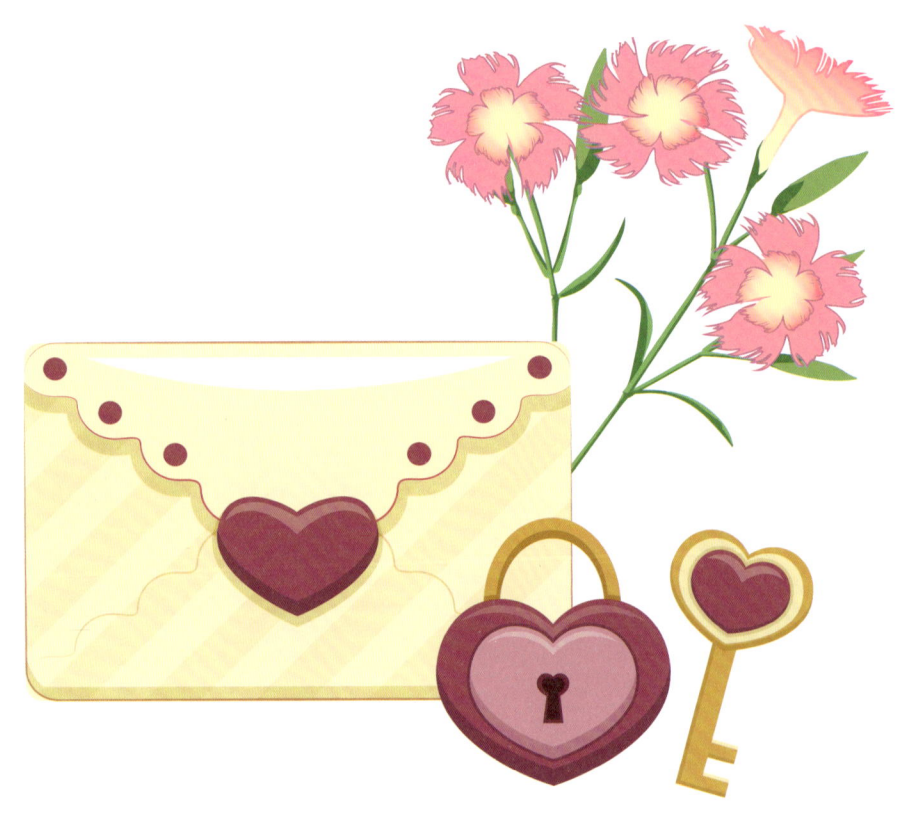

행복의 열쇠는
언제나
내 안에 있어

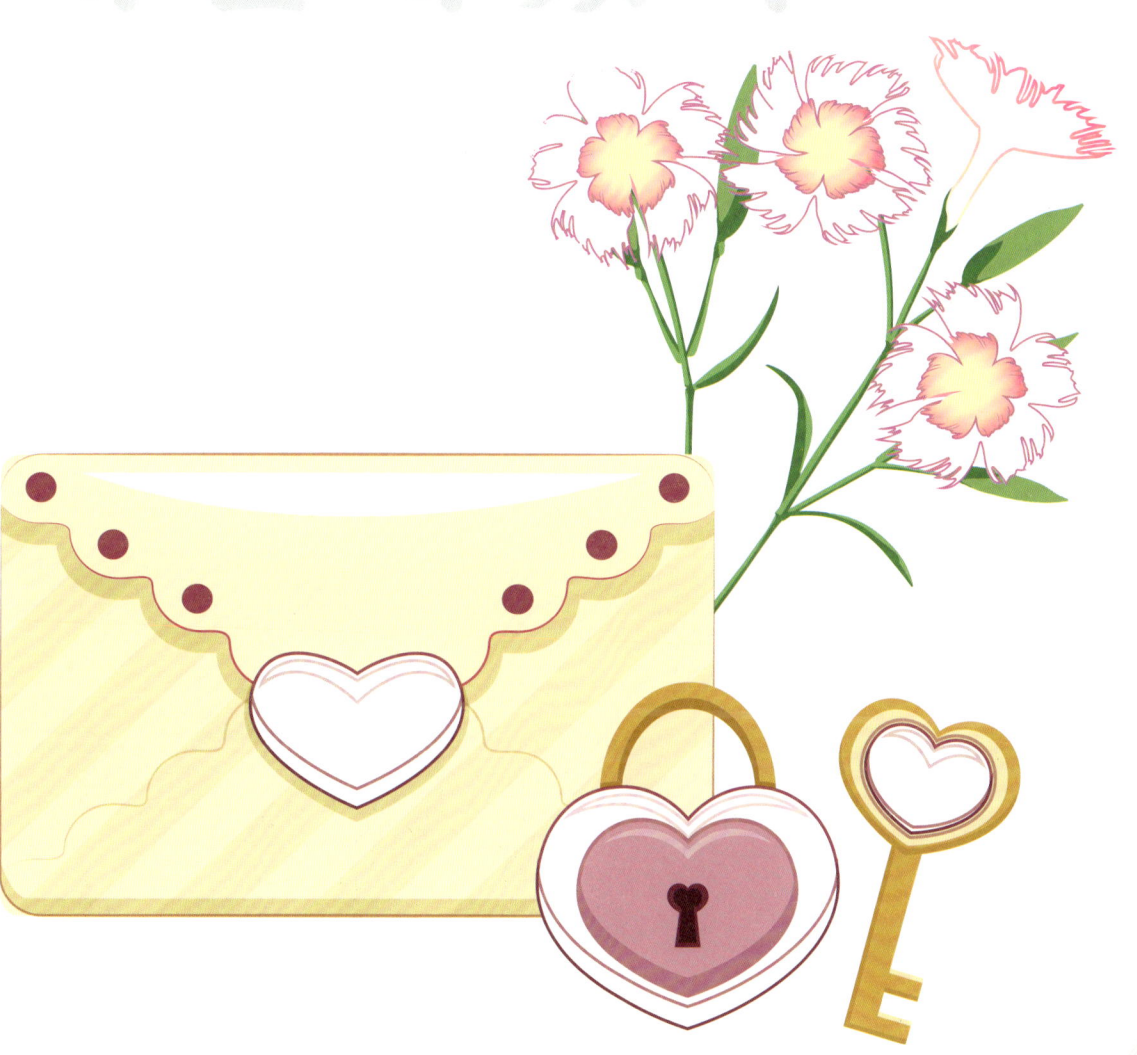

33

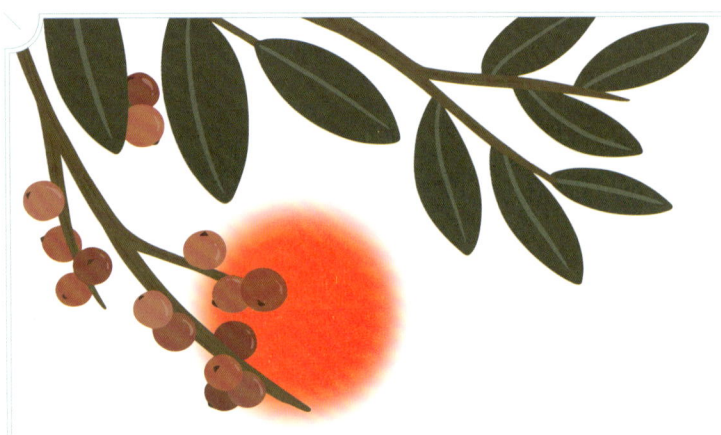

밤이
아무리 길어도
결국
아침이 오기
마련이야

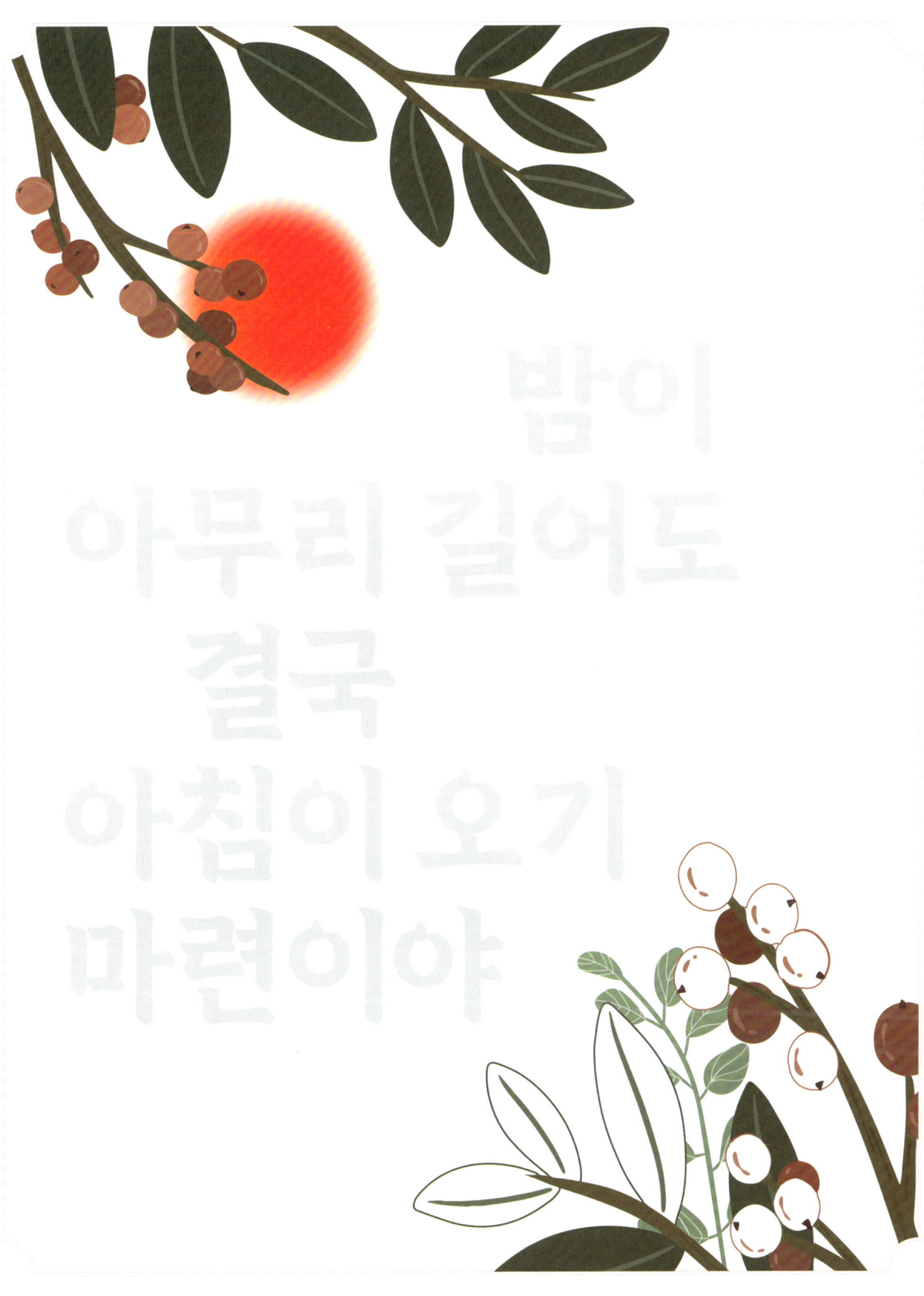

밤이
아무리 길어도
결국
아침이 오기
마련이야

34

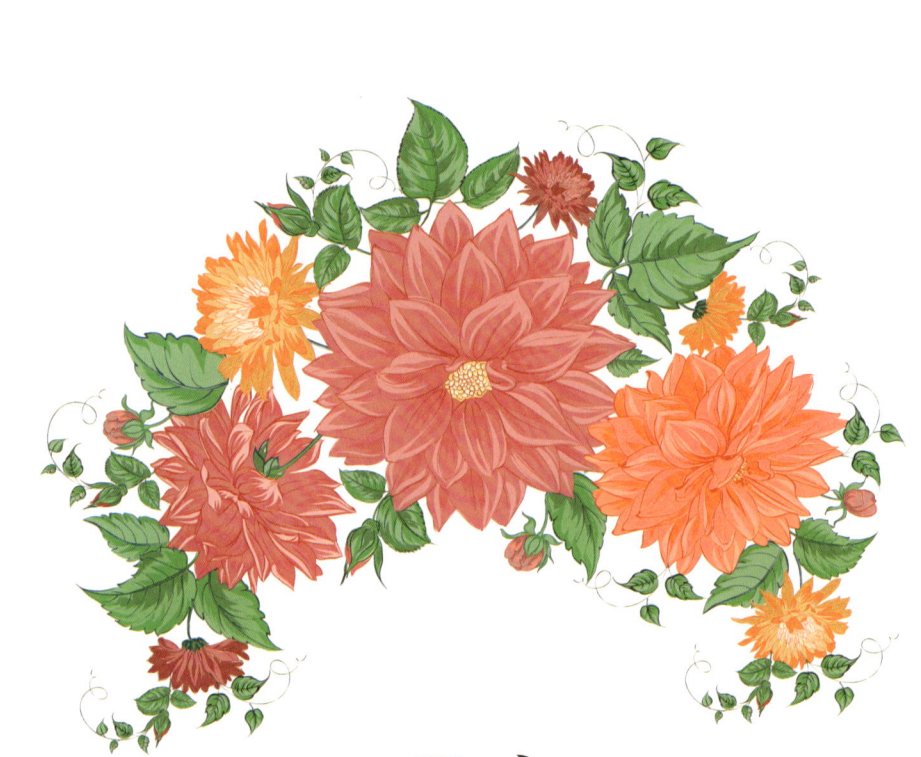

꽃이
내게 말했어
"너도 예쁨"

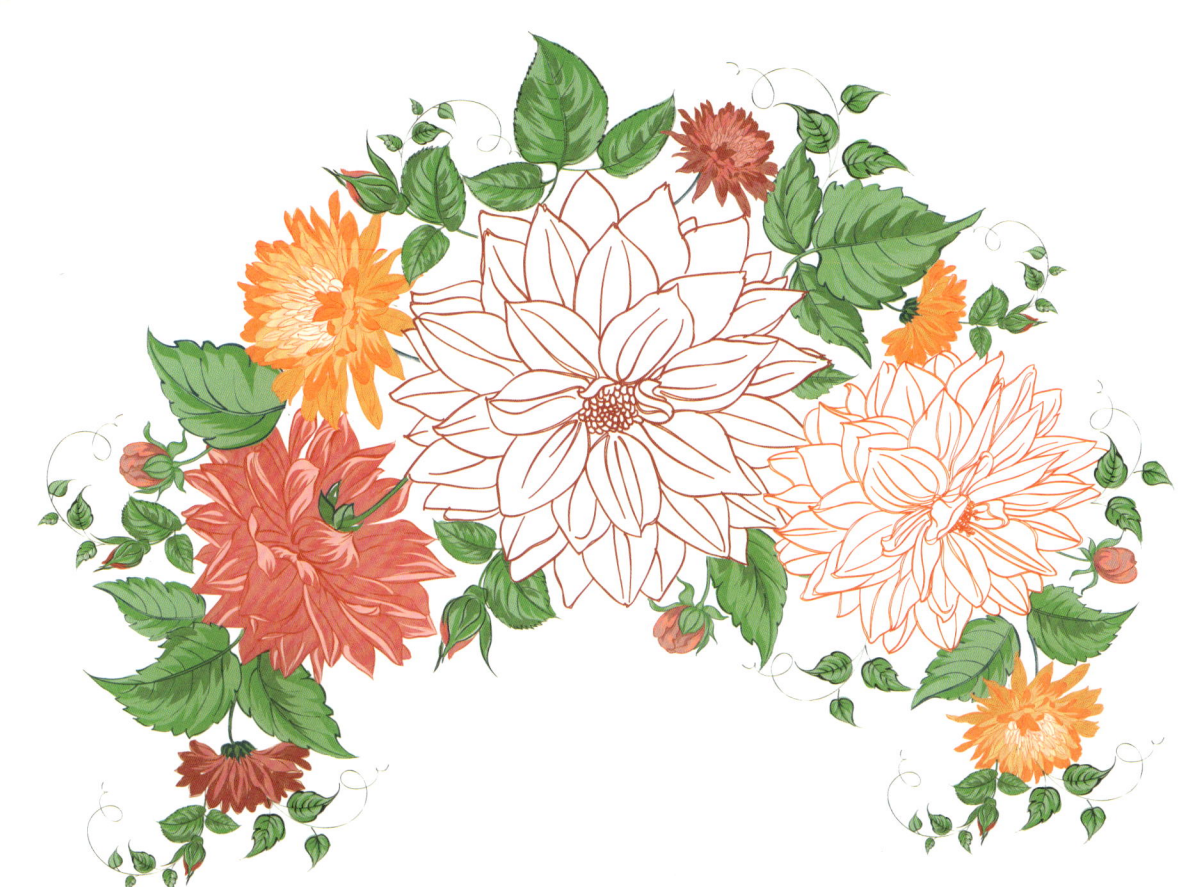

꽃이
내게 말했어
"너도 예뻐"

35

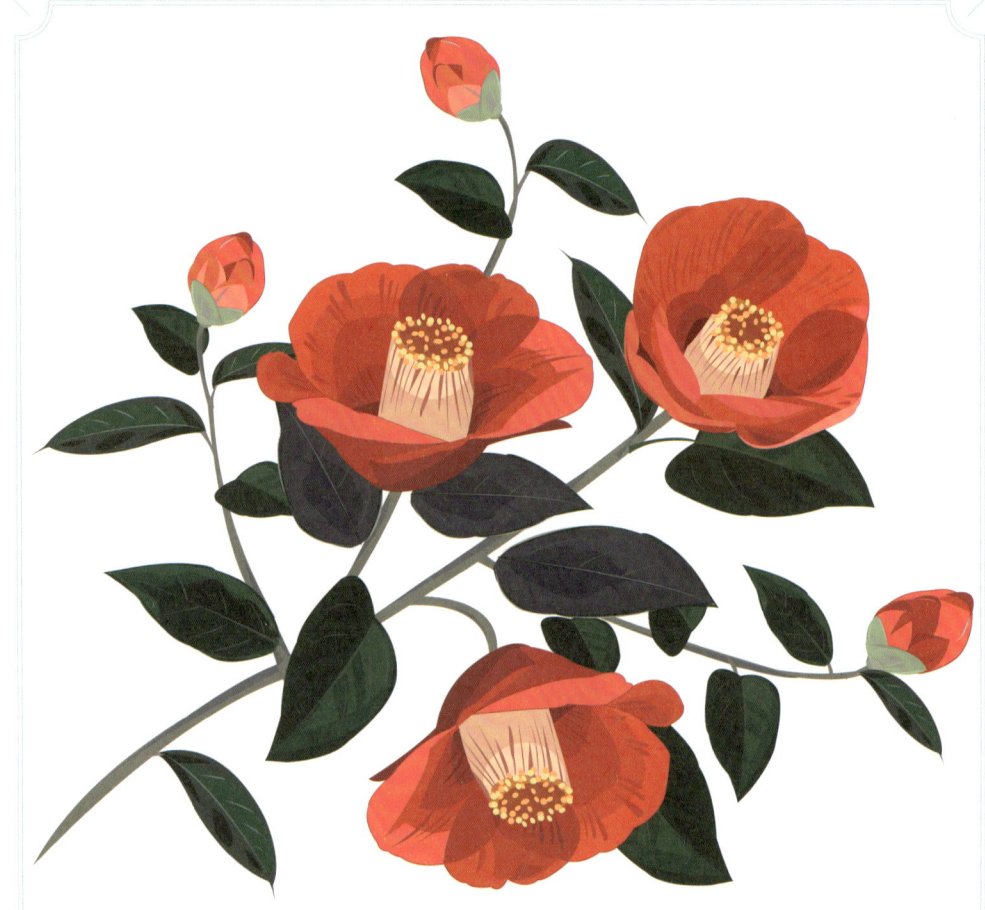

아름다움으로
가득찬
눈부신 하루

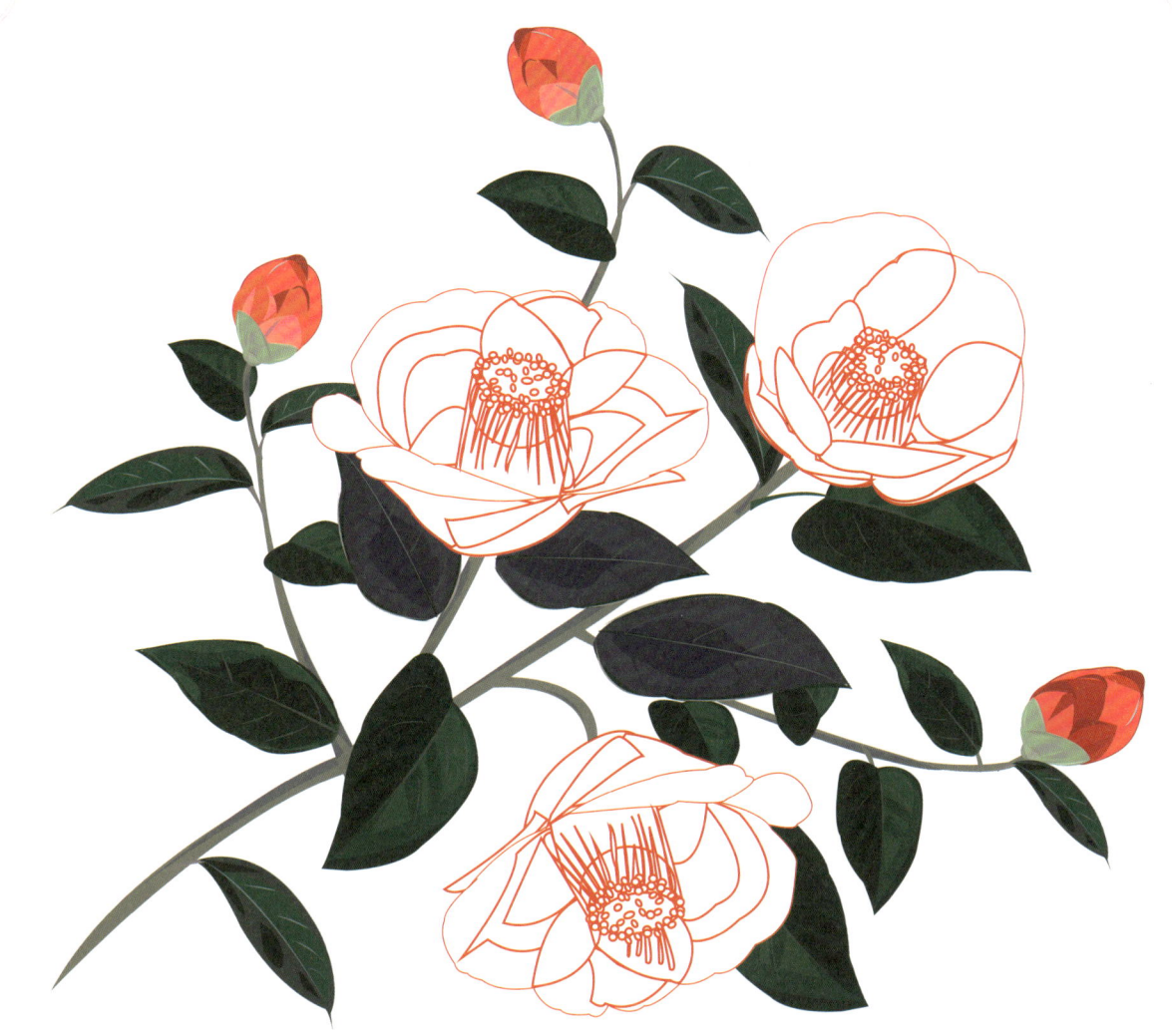

아름다움으로
가득찬
눈부신 하루

36

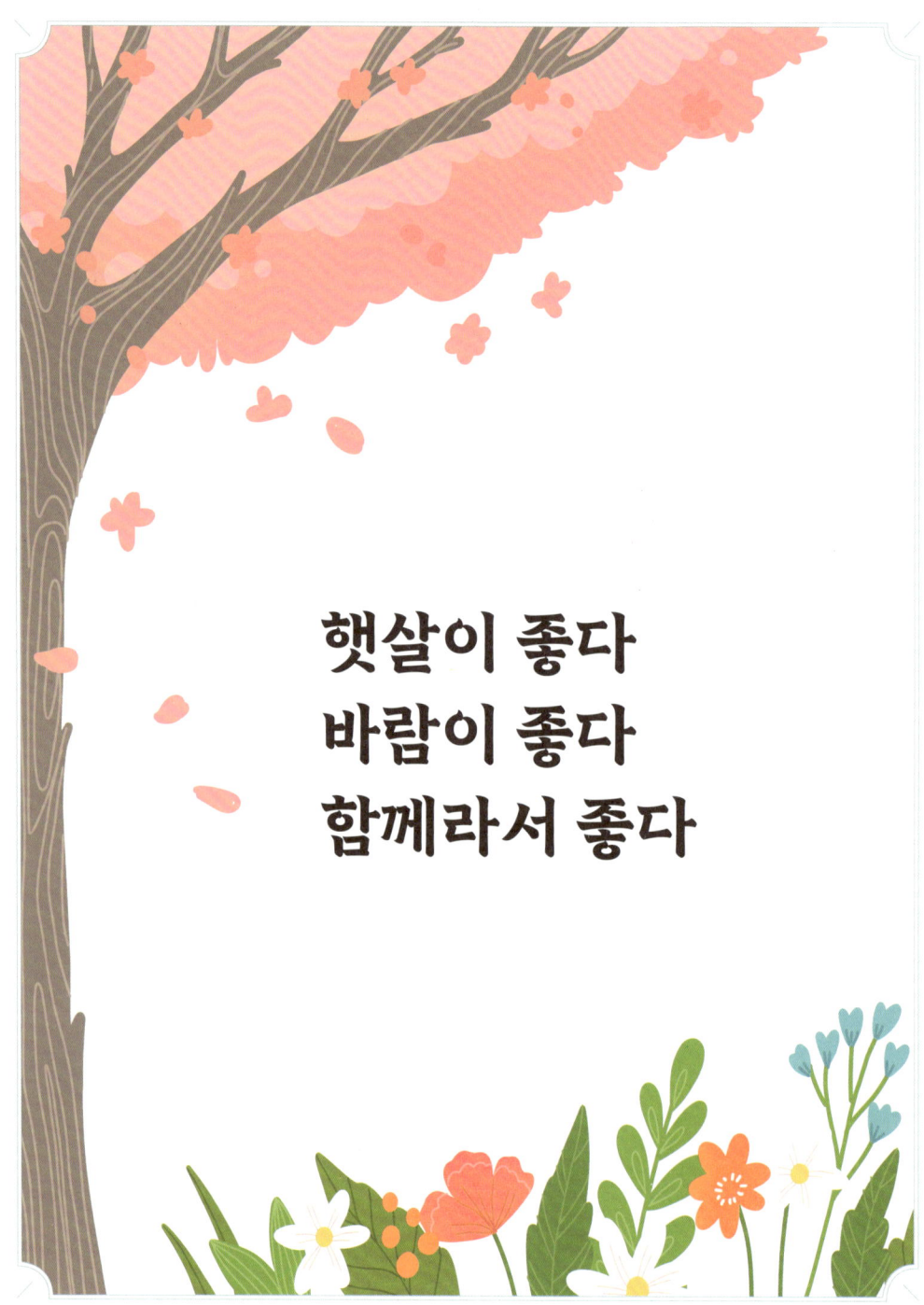

햇살이 좋다
바람이 좋다
함께라서 좋다

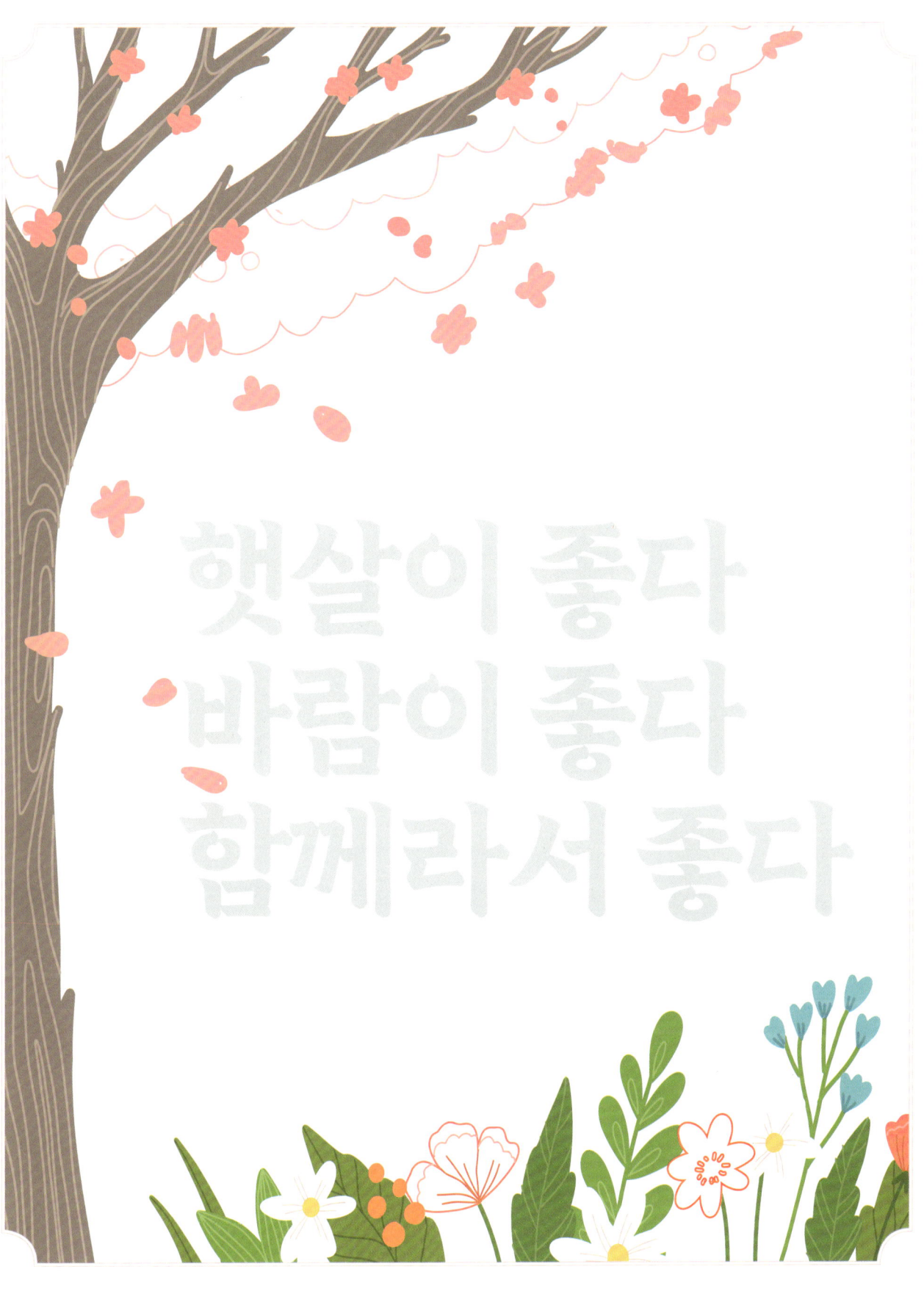

37

당신은 살짝
미소 지었을 뿐인데
이 세상 모든 꽃이
피어납니다

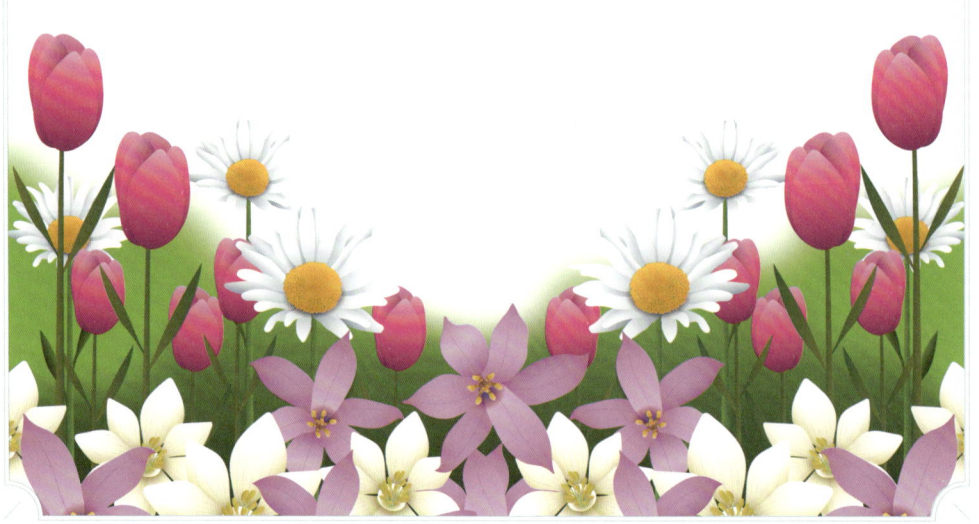

당신은 살짝
미소 지었을 뿐인데
이 세상 모든 꽃이
피어납니다

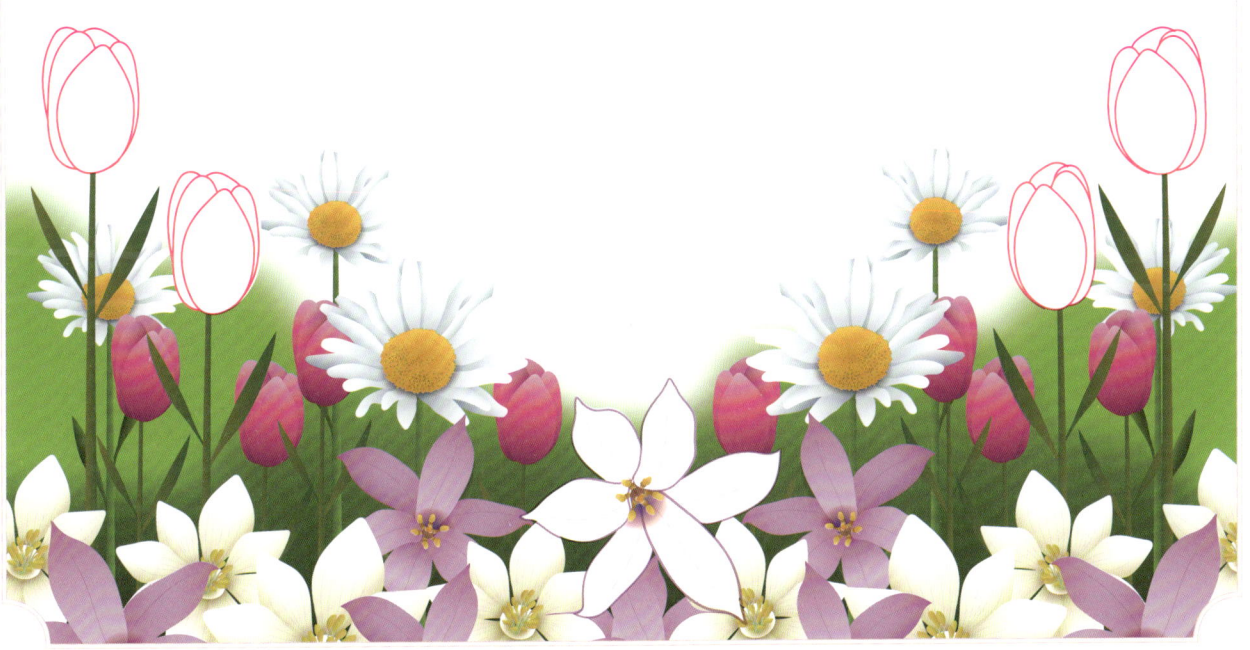

38

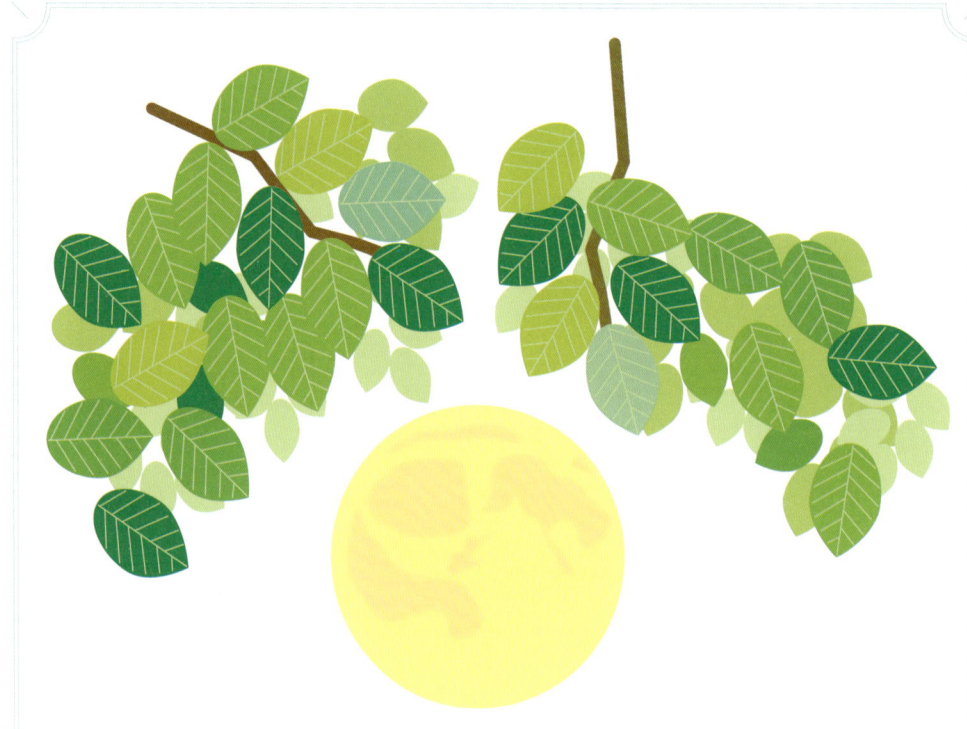

어쩌면 저 달이
나의 소원을
들어줄지도 몰라

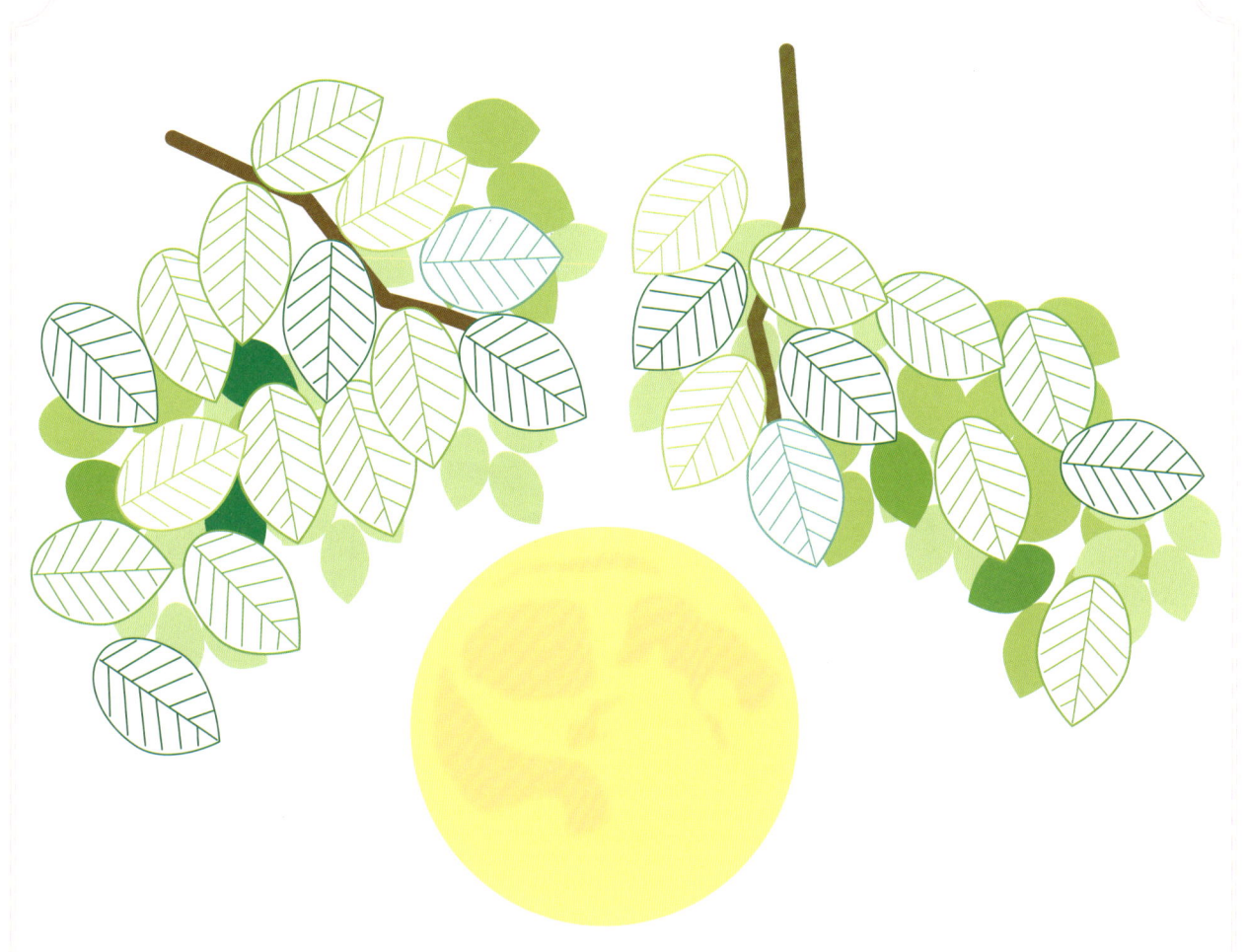

어쩌면 저 달이
나의 소원을
들어줄지도 몰라

39

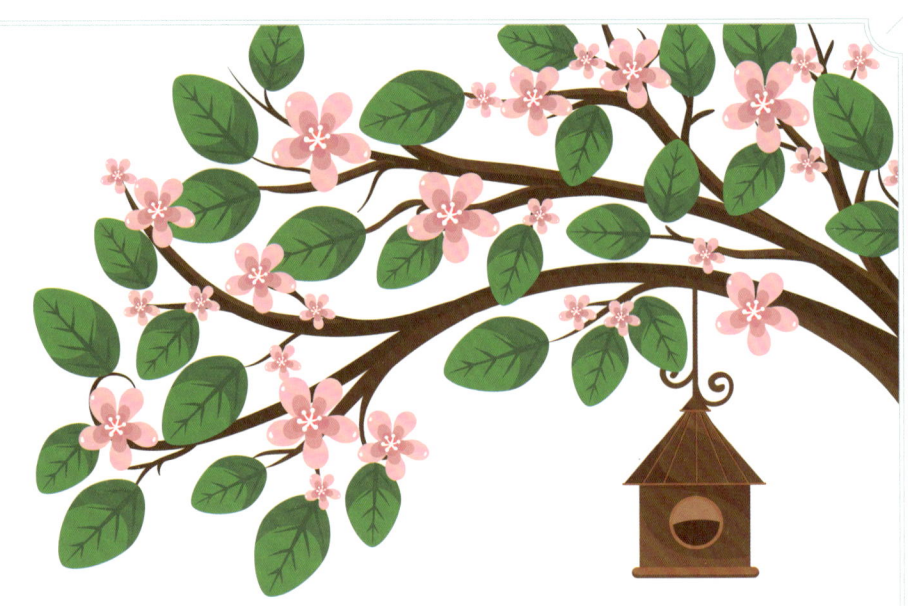

오늘도
내일도
기다리고
있어요

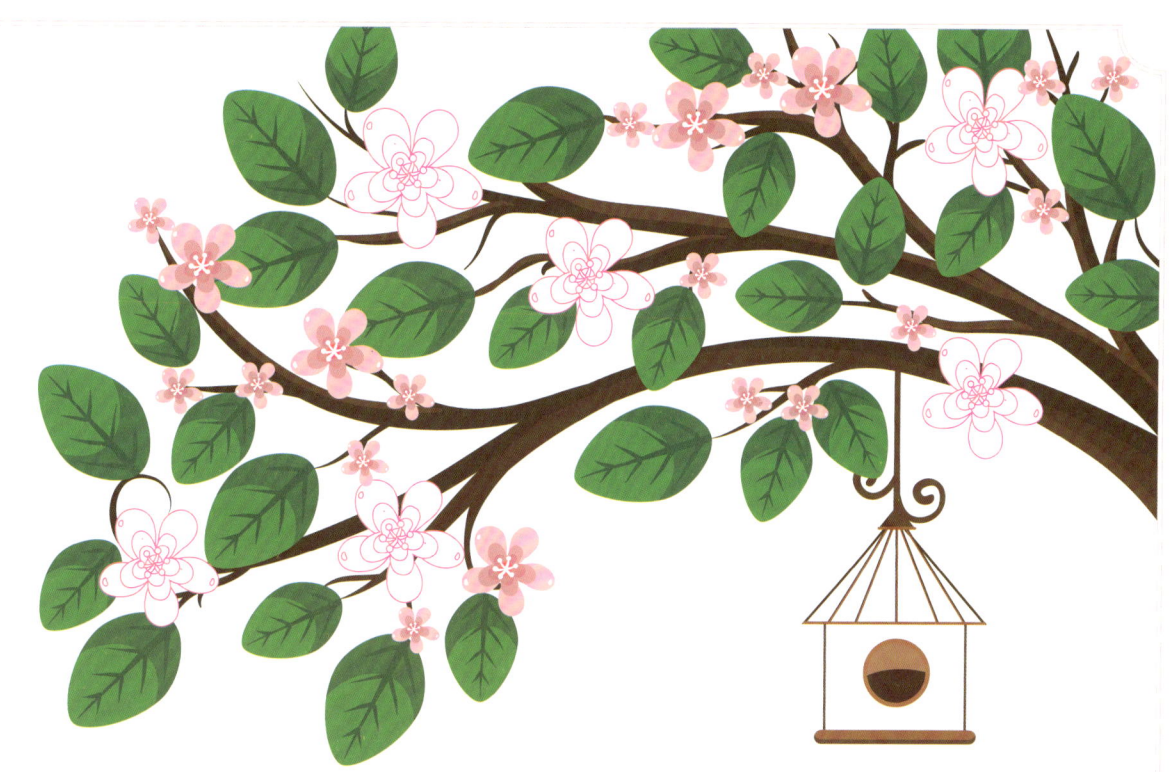

오늘도
내일도
기다리고
있어요

40

당신은 꽃보다 아름답다

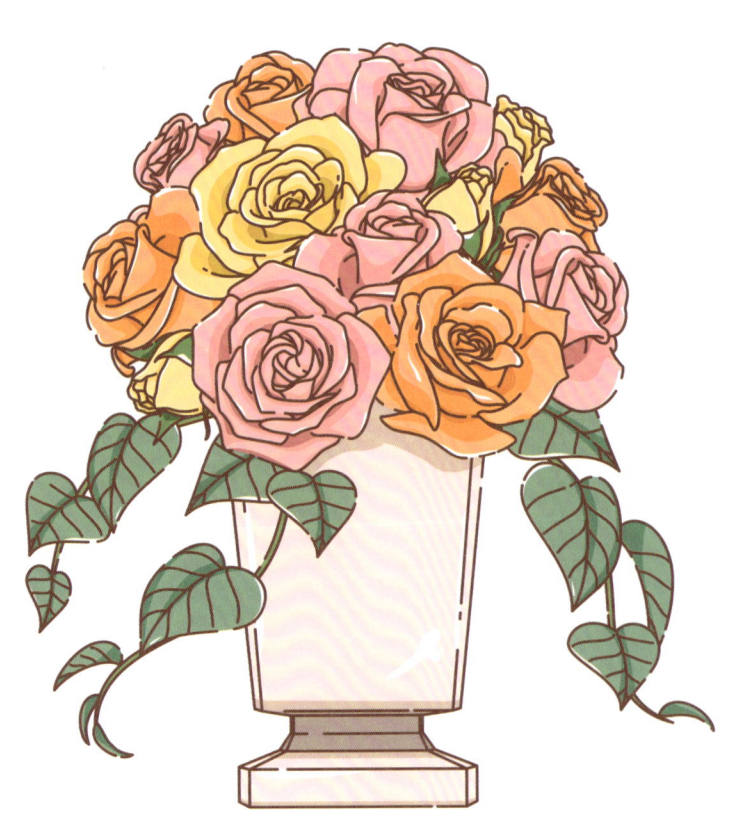

당신은 꽃보다
아름답다

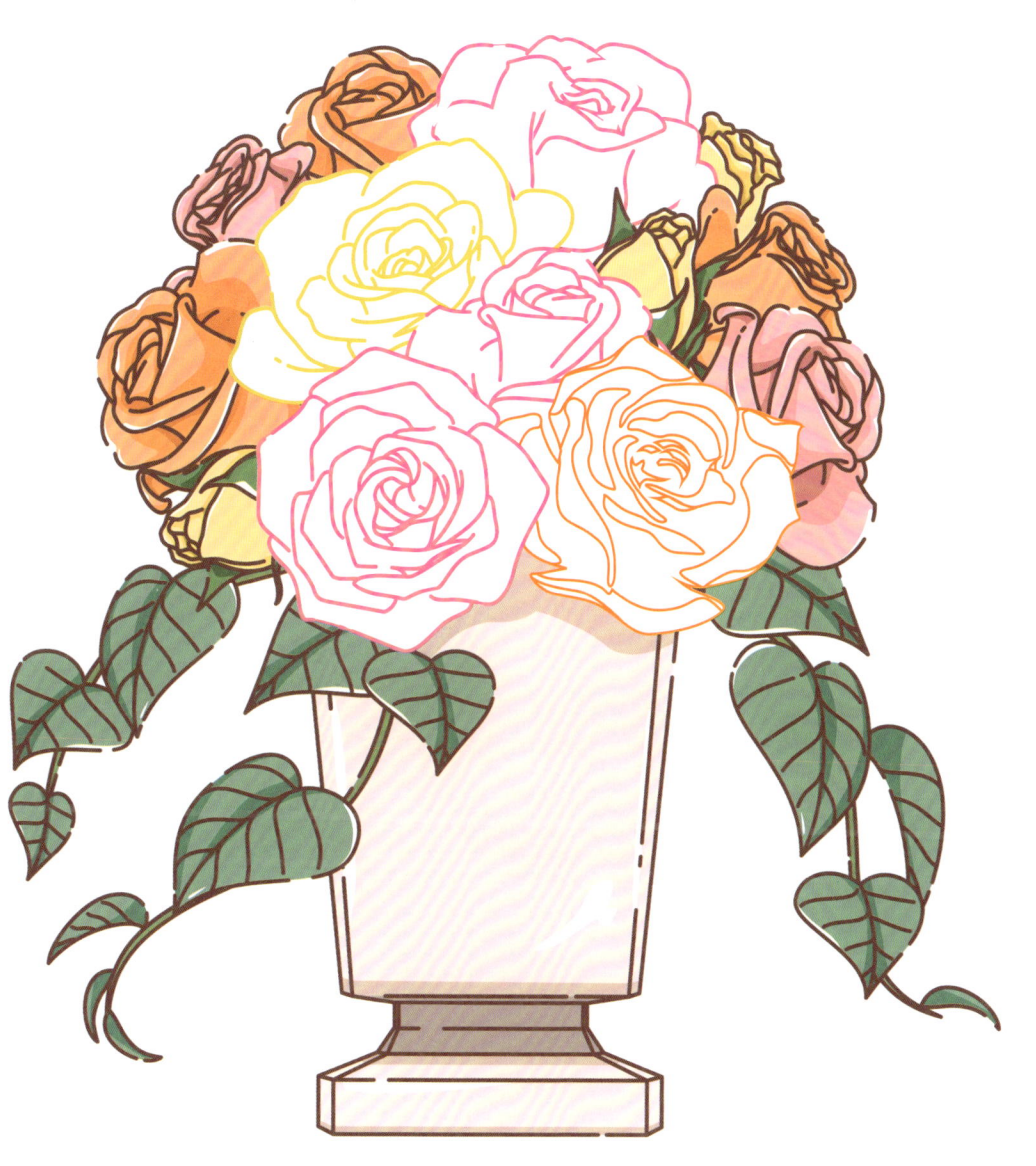

41

내일은 아침부터
기분 좋을
예정입니다

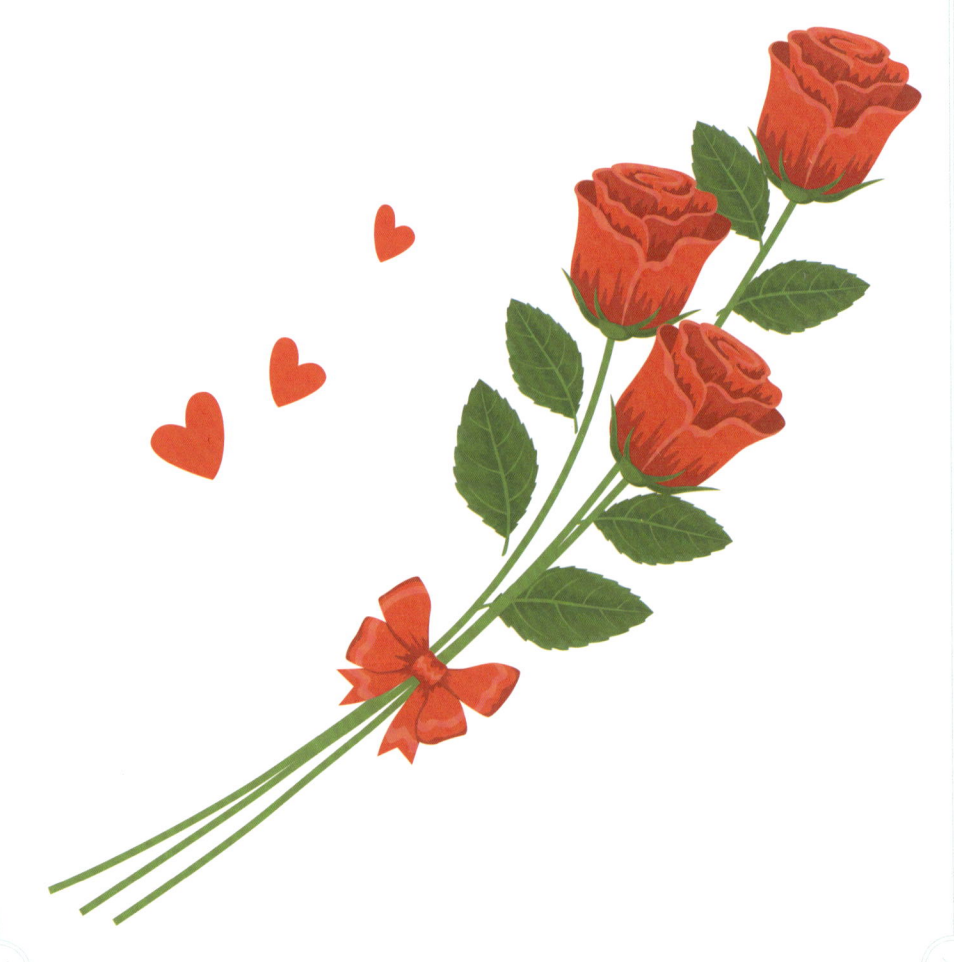

내일은 아침부터
기분 좋을
예정입니다

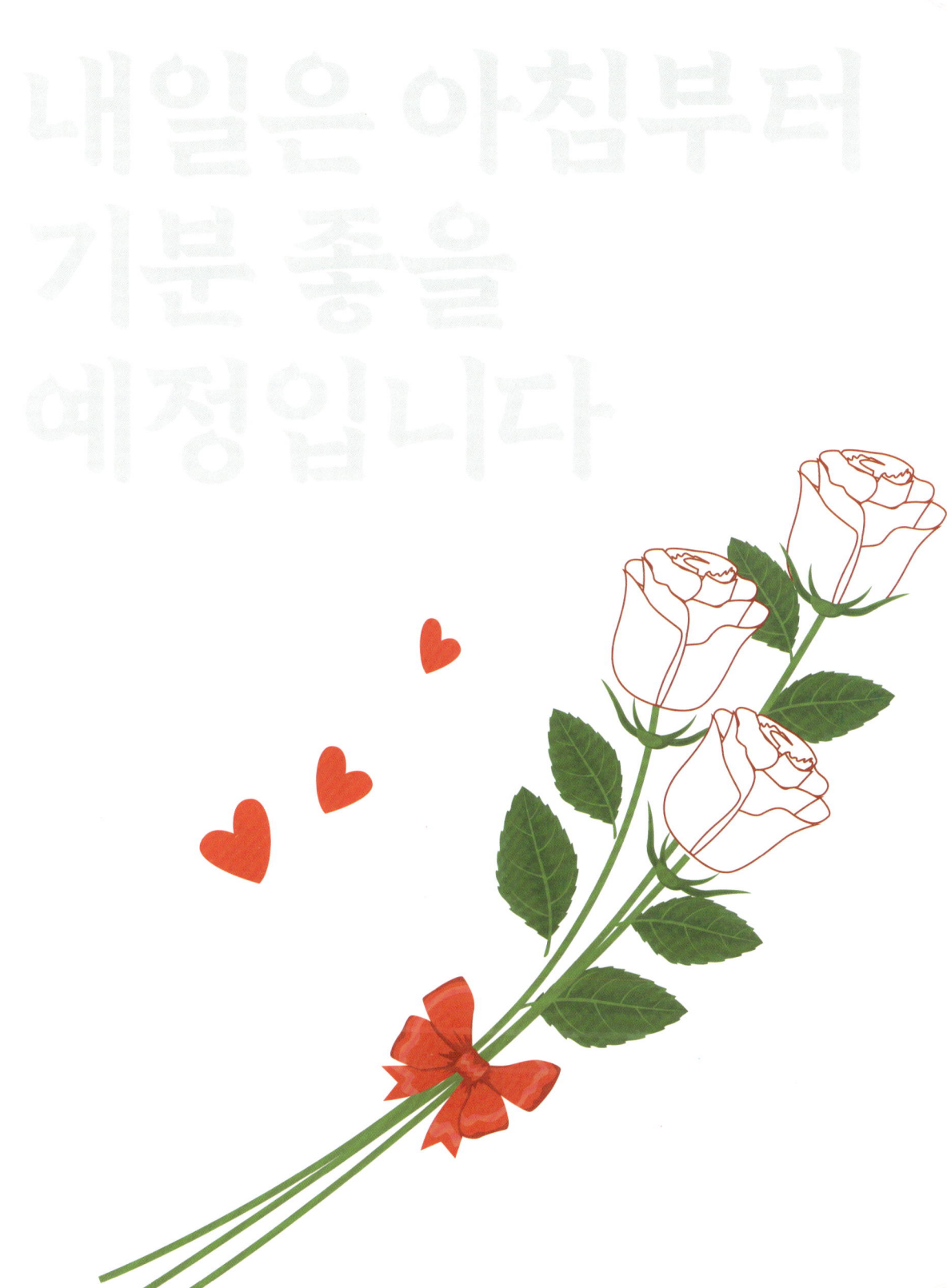

42

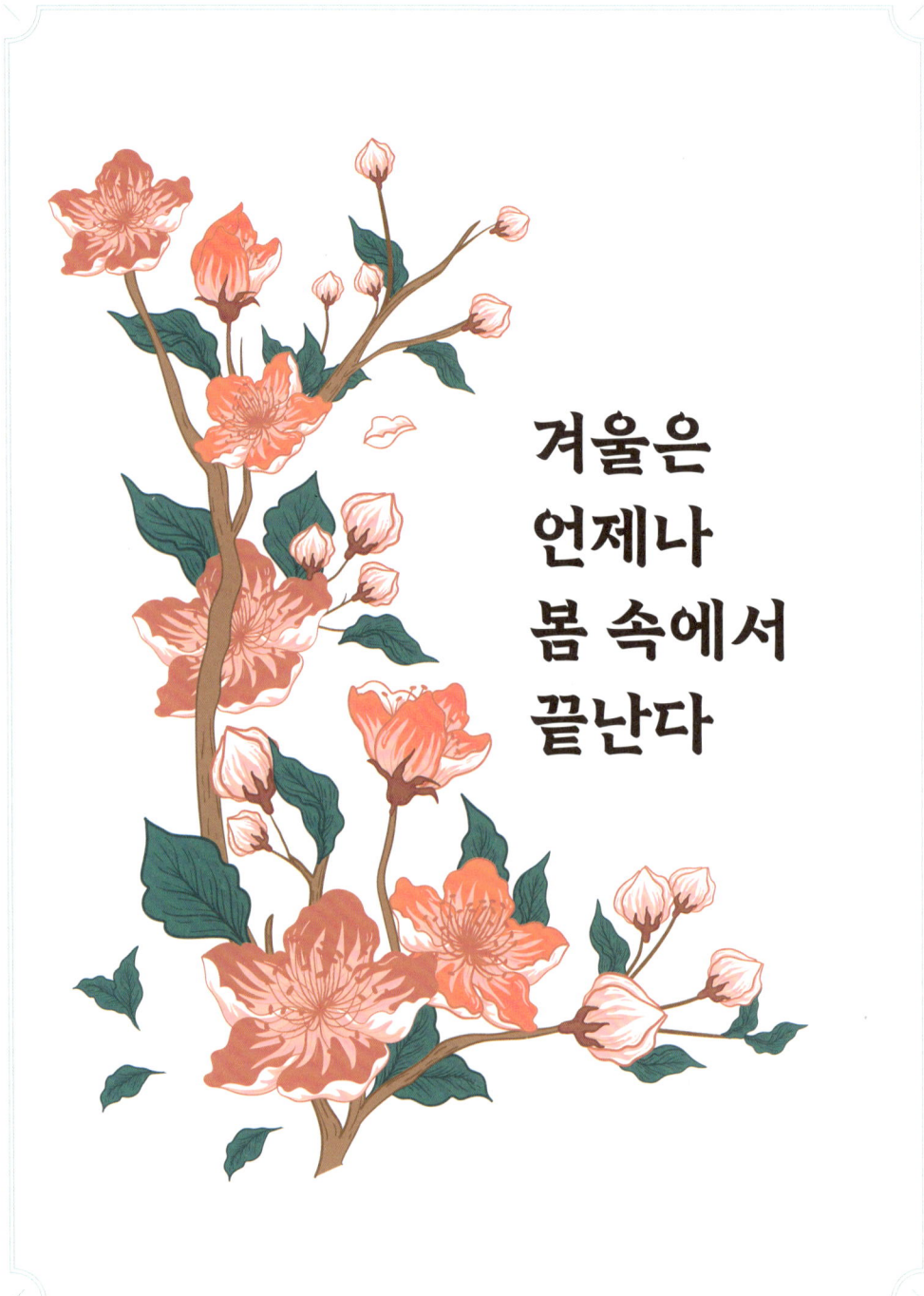

겨울은
언제나
봄 속에서
끝난다

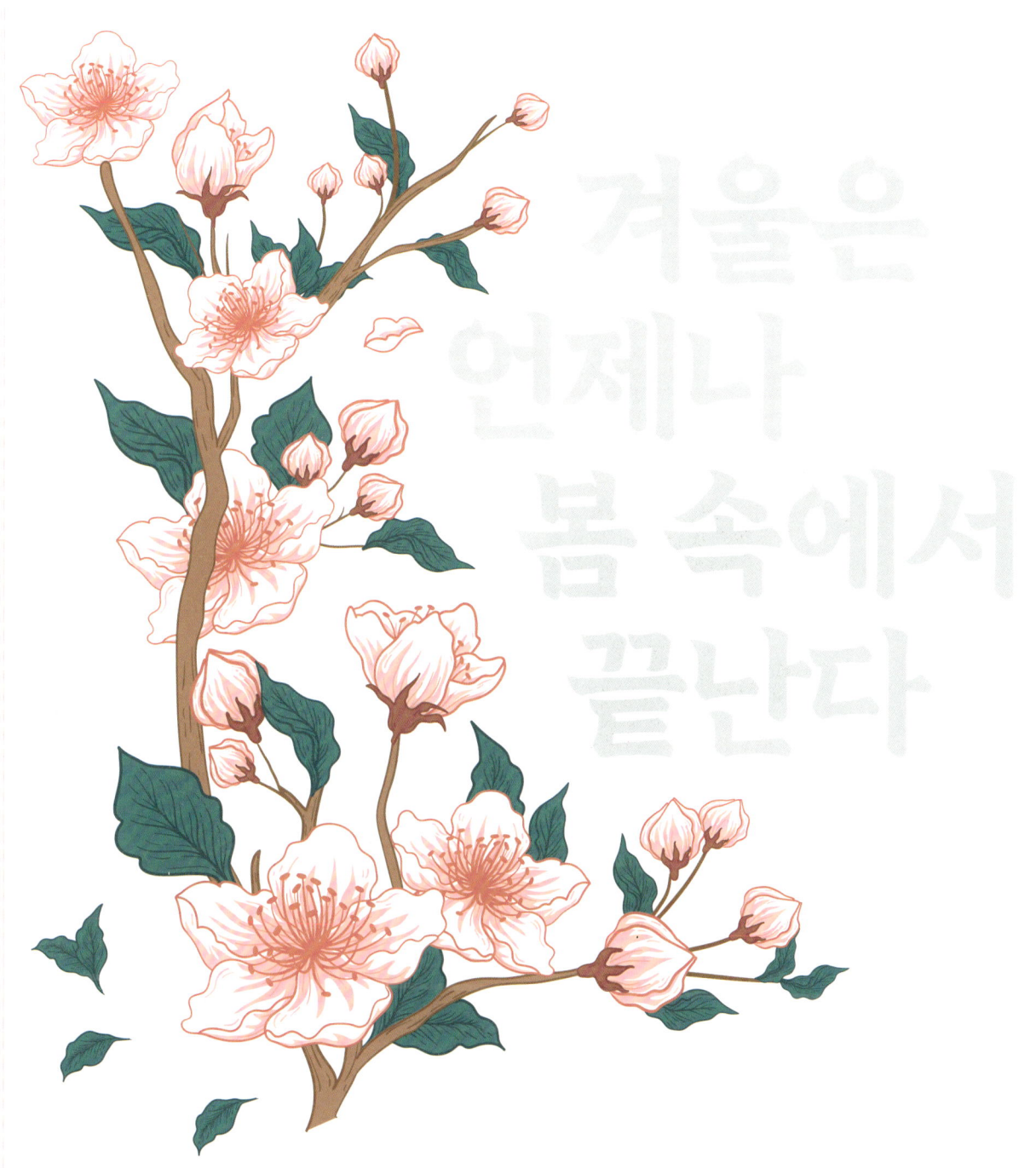

겨울은
언제나
봄 속에서
끝난다

43

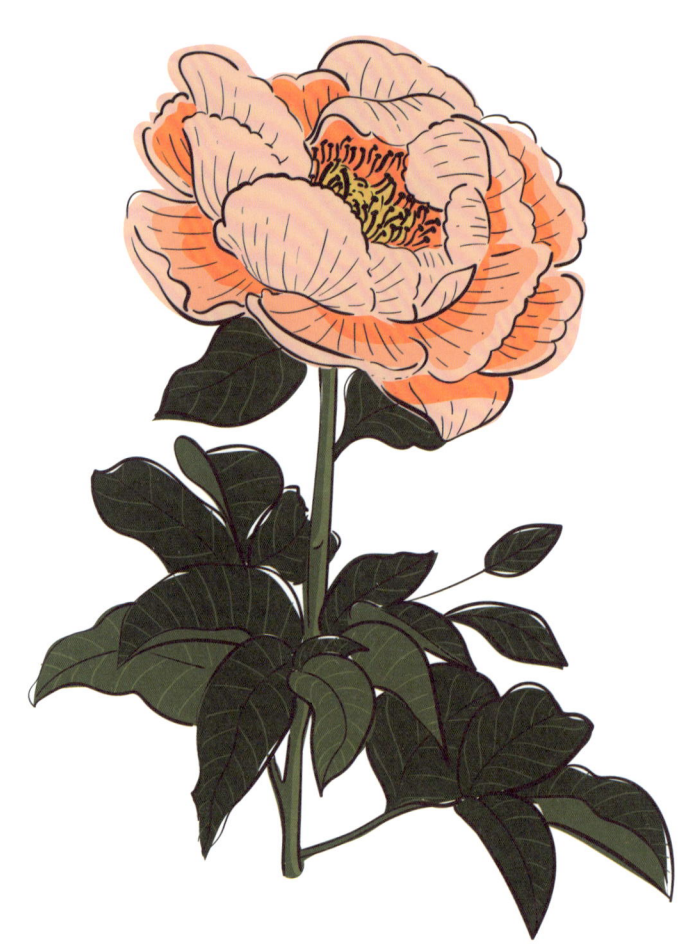

지금 힘든 것은
앞으로 나아가고
있기 때문이야

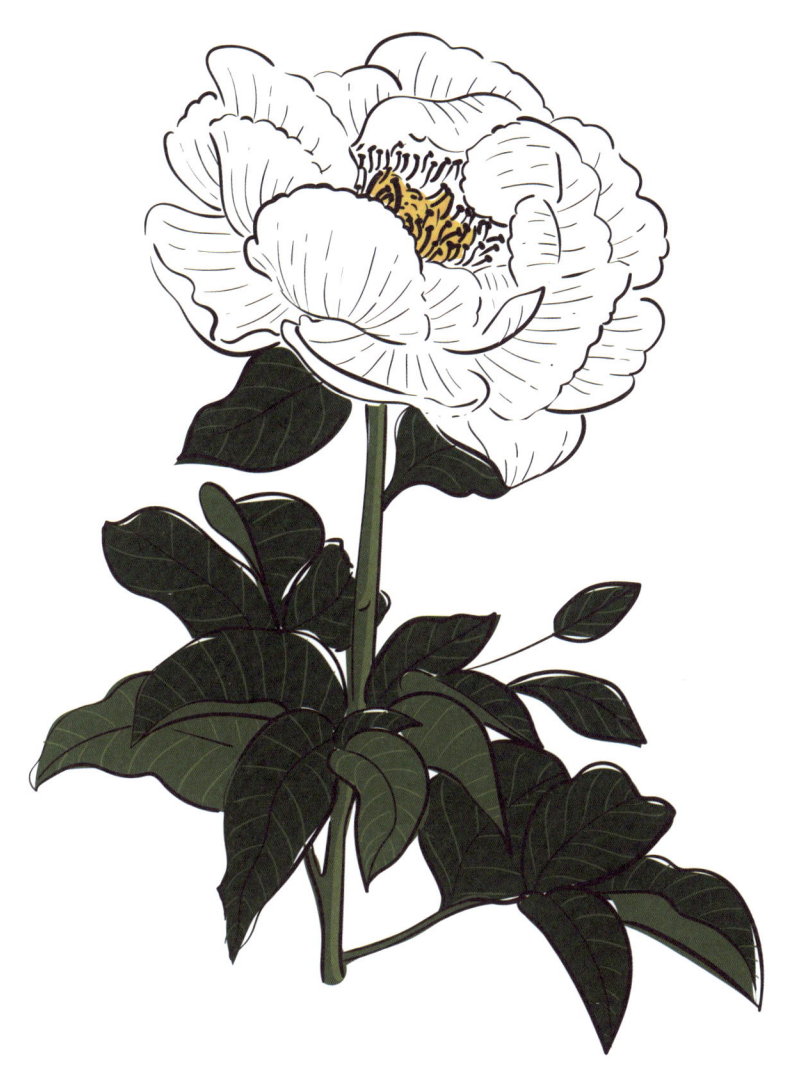

지금 힘든 것은
앞으로 나아가고
있기 때문이야

44

오늘도
사소한 좋은 일이
반복되는 하루이길
바라요

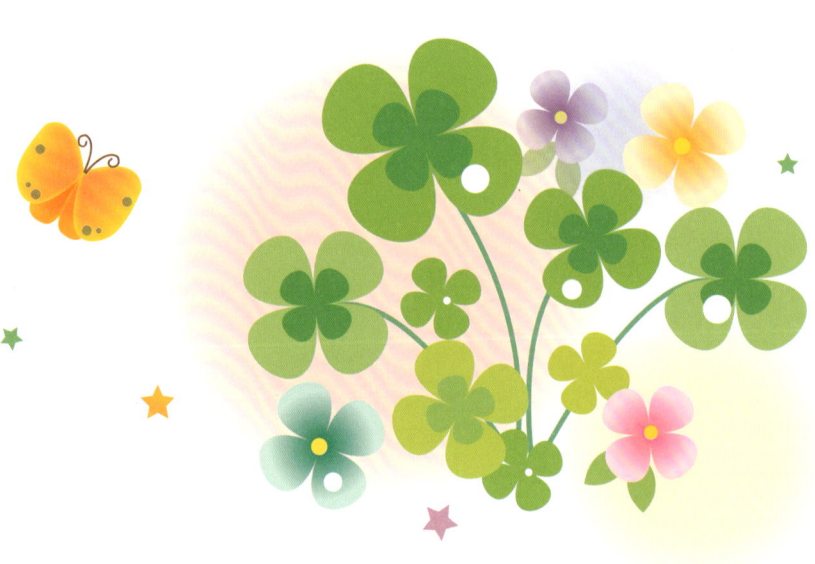

오늘도
사소한 좋은 일이
반복되는 하루이길
바라요

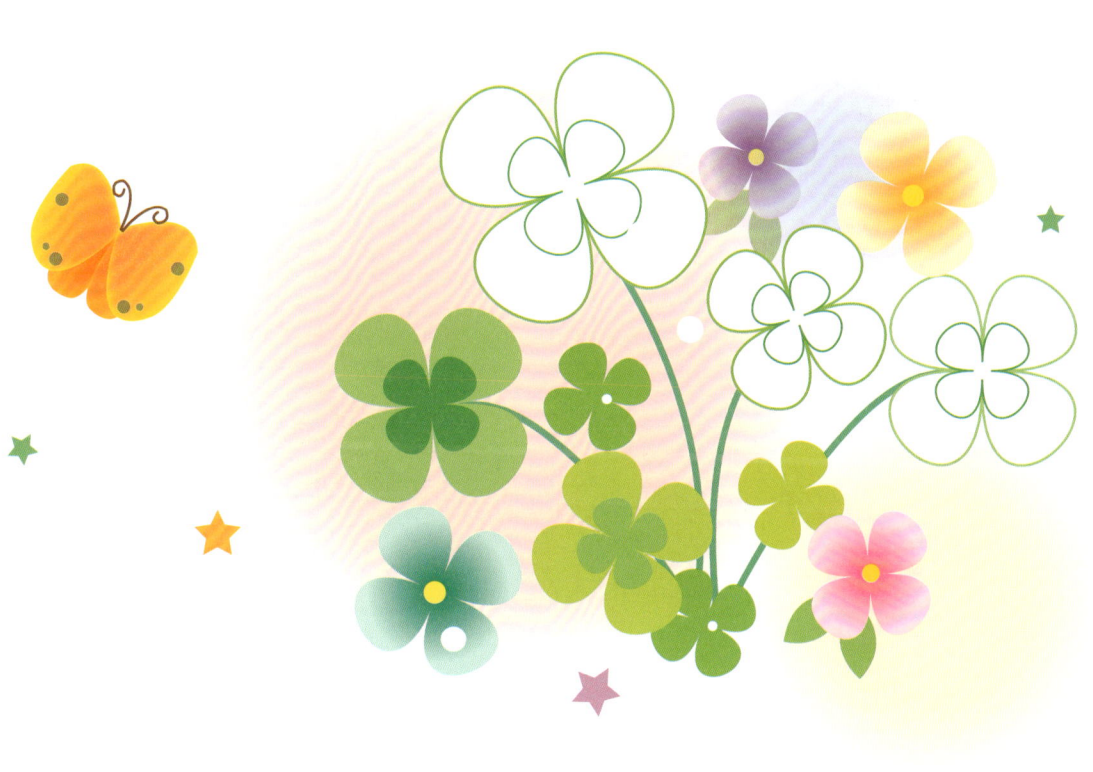

45

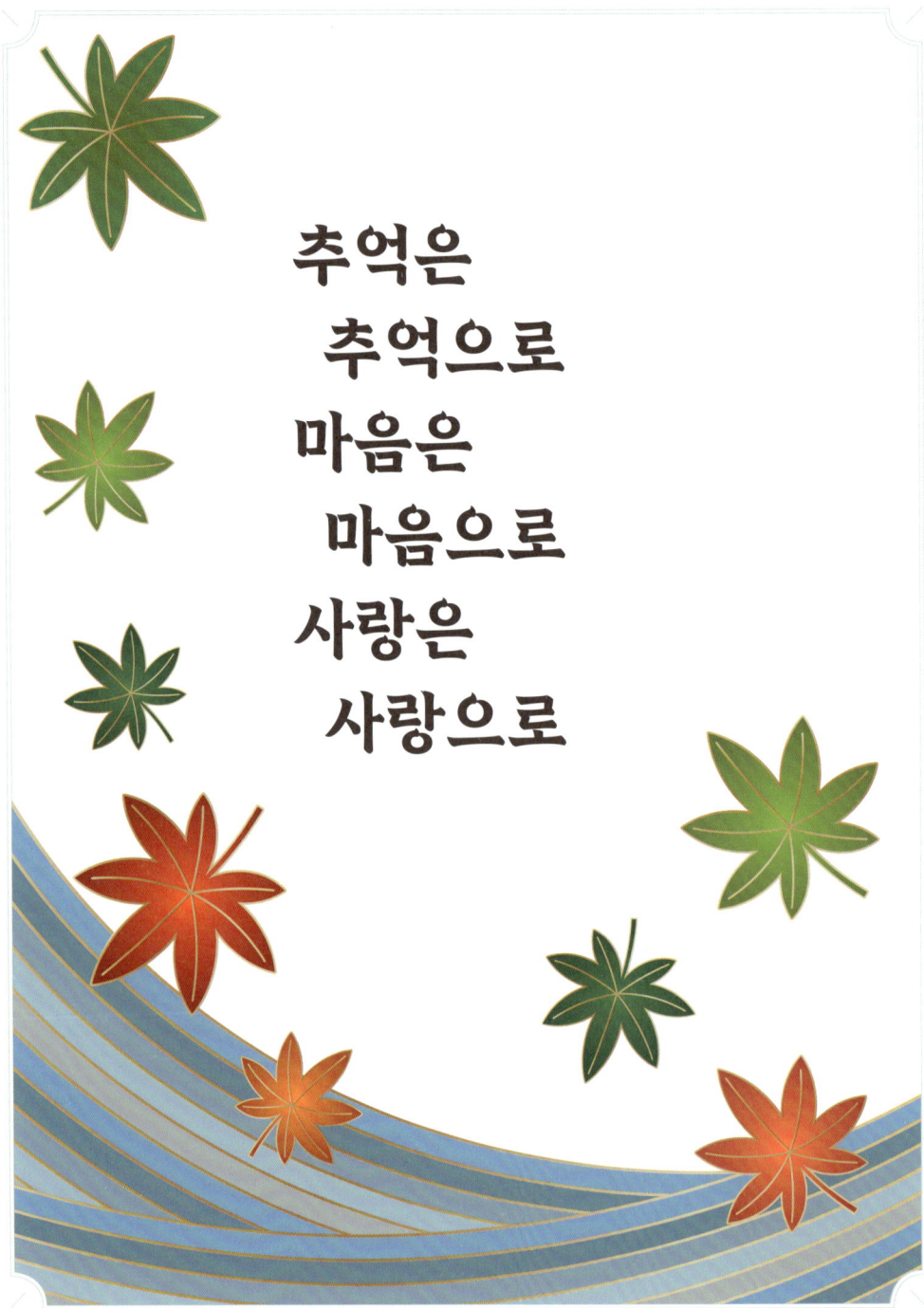

추억은
 추억으로
마음은
 마음으로
사랑은
 사랑으로

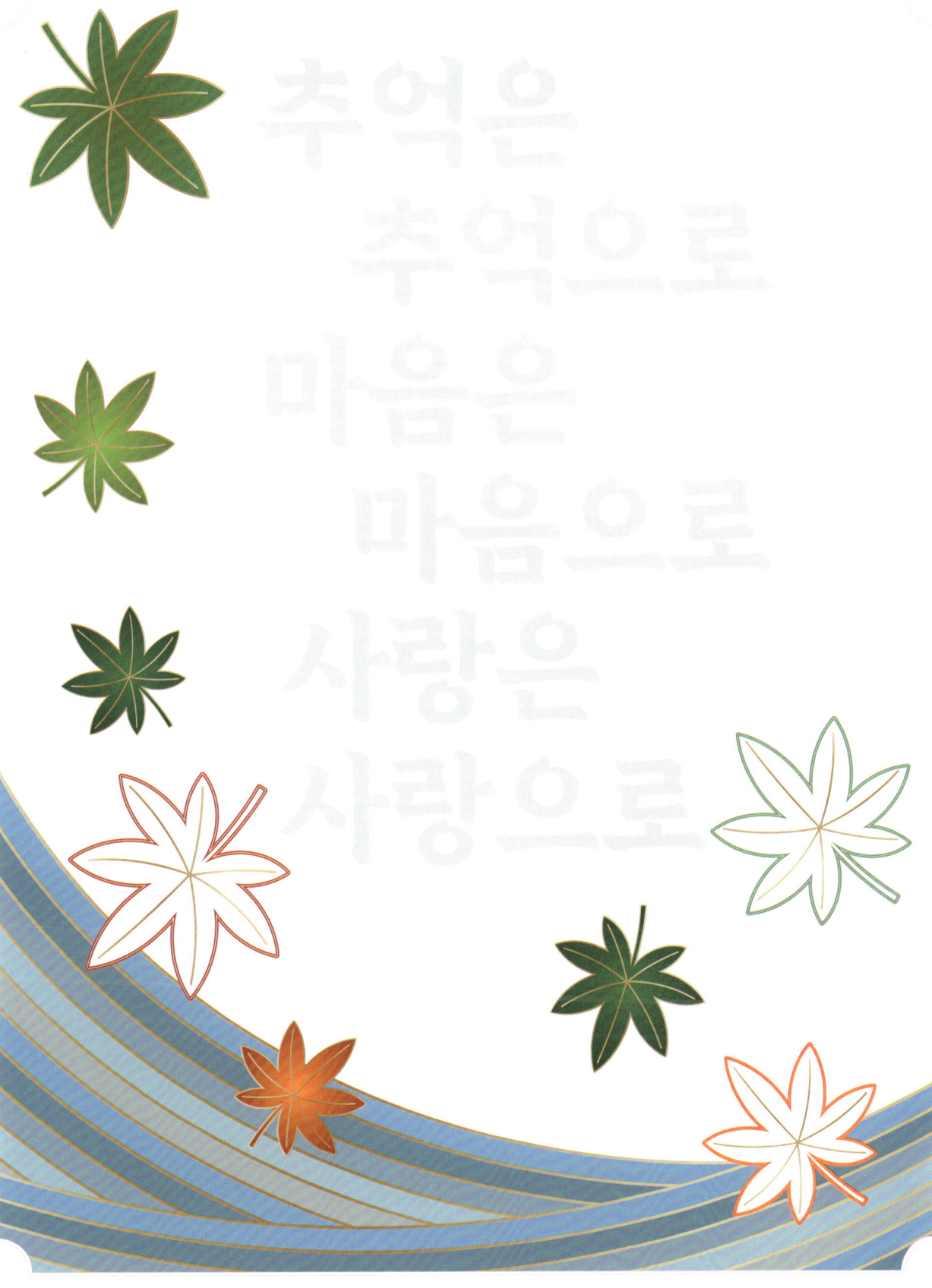

추억은
추억으로
마음은
마음으로
사랑은
사랑으로

46

하늘도 예쁘고
구름도 예쁘고
너는 더 예쁘다

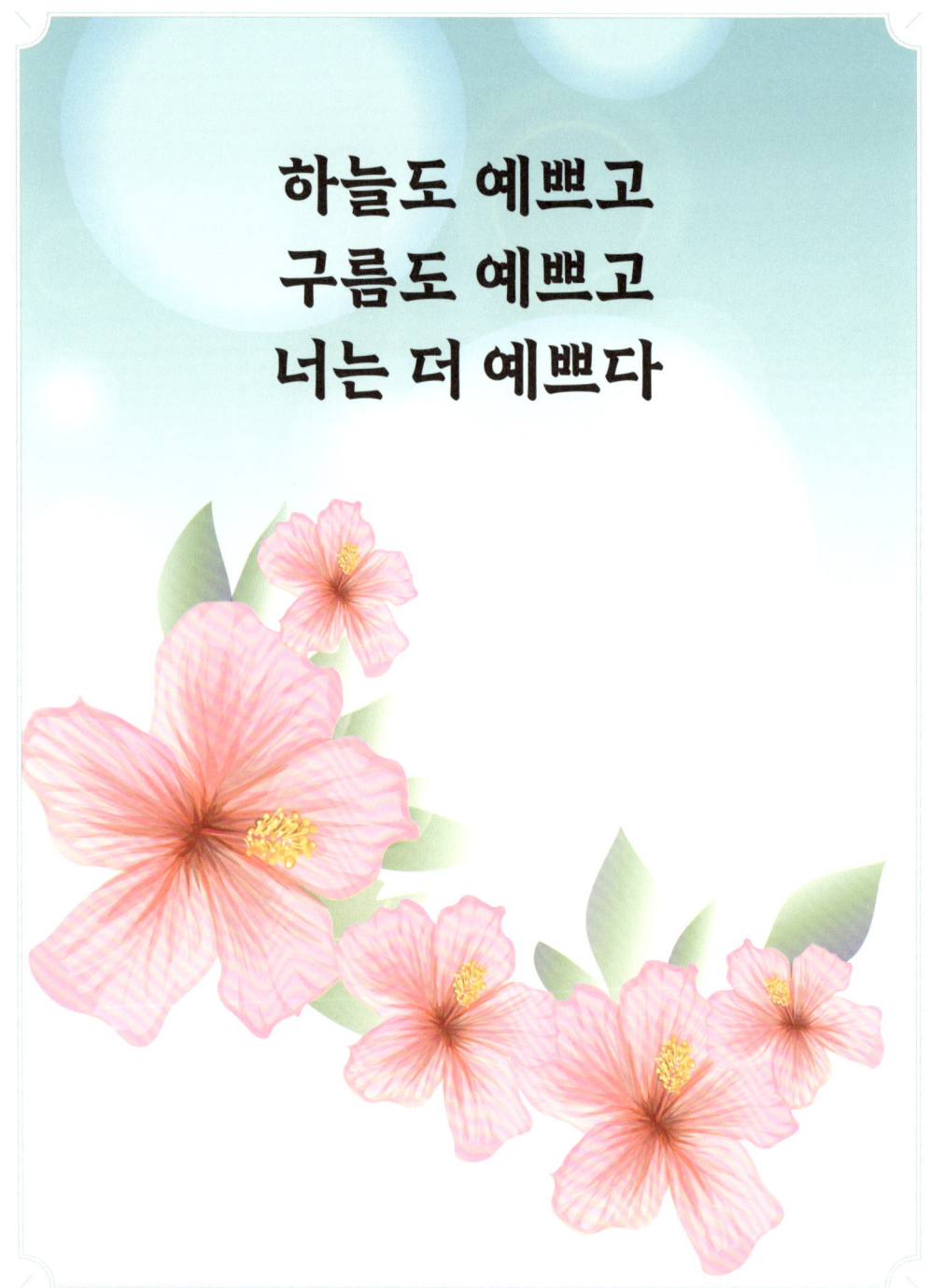

하늘도 예쁘고
구름도 예쁘고
너는 더 예쁘다

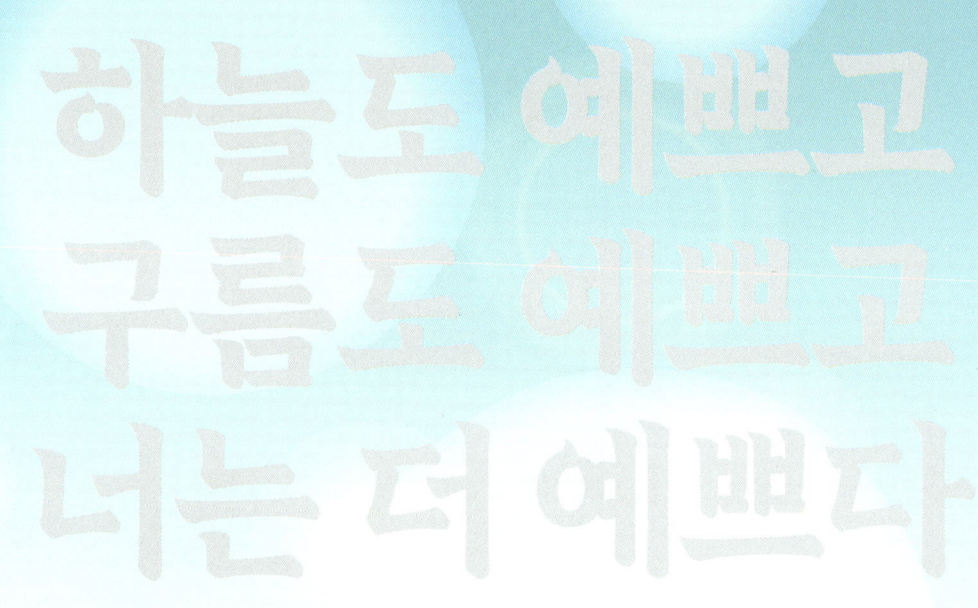

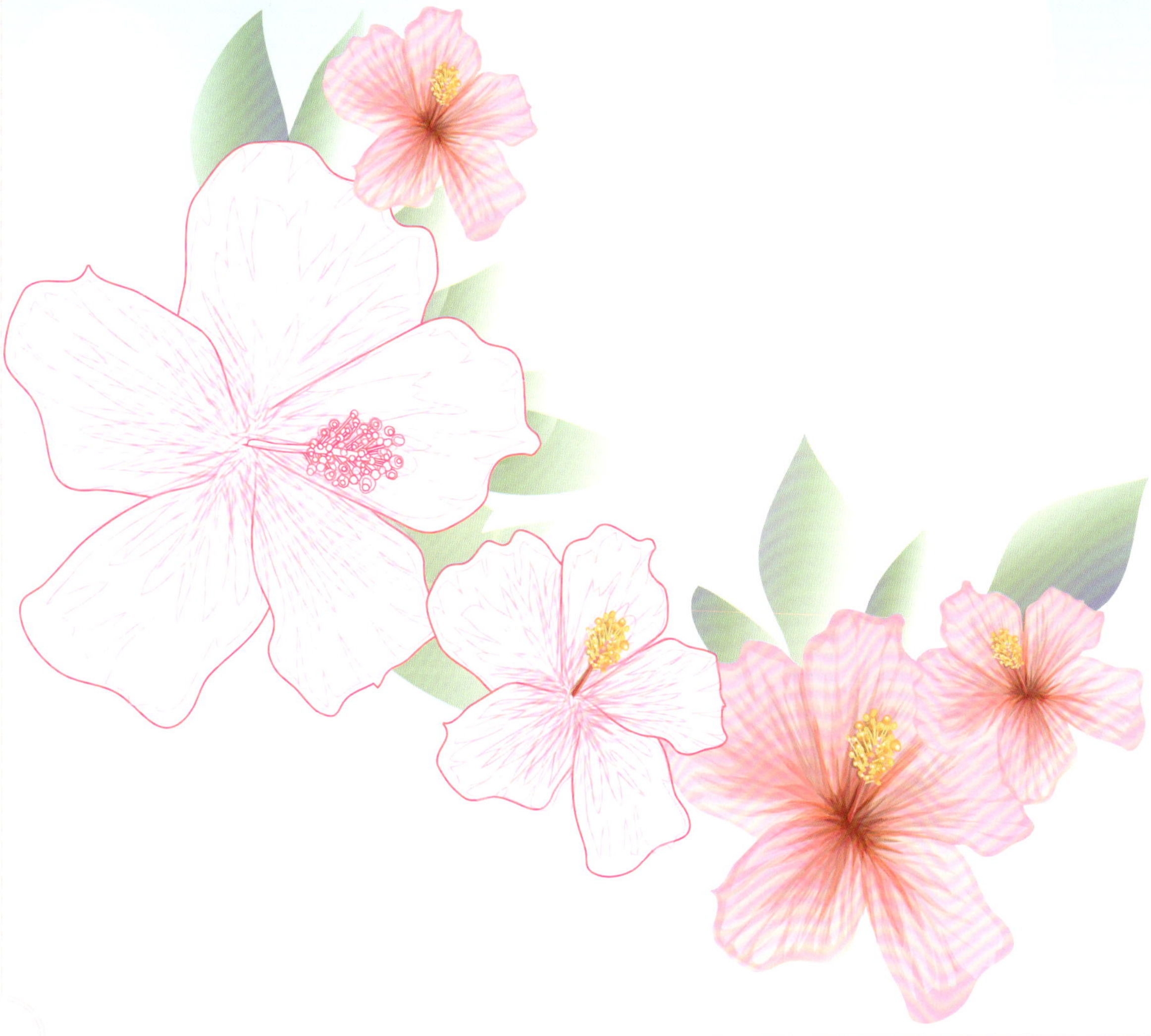

47

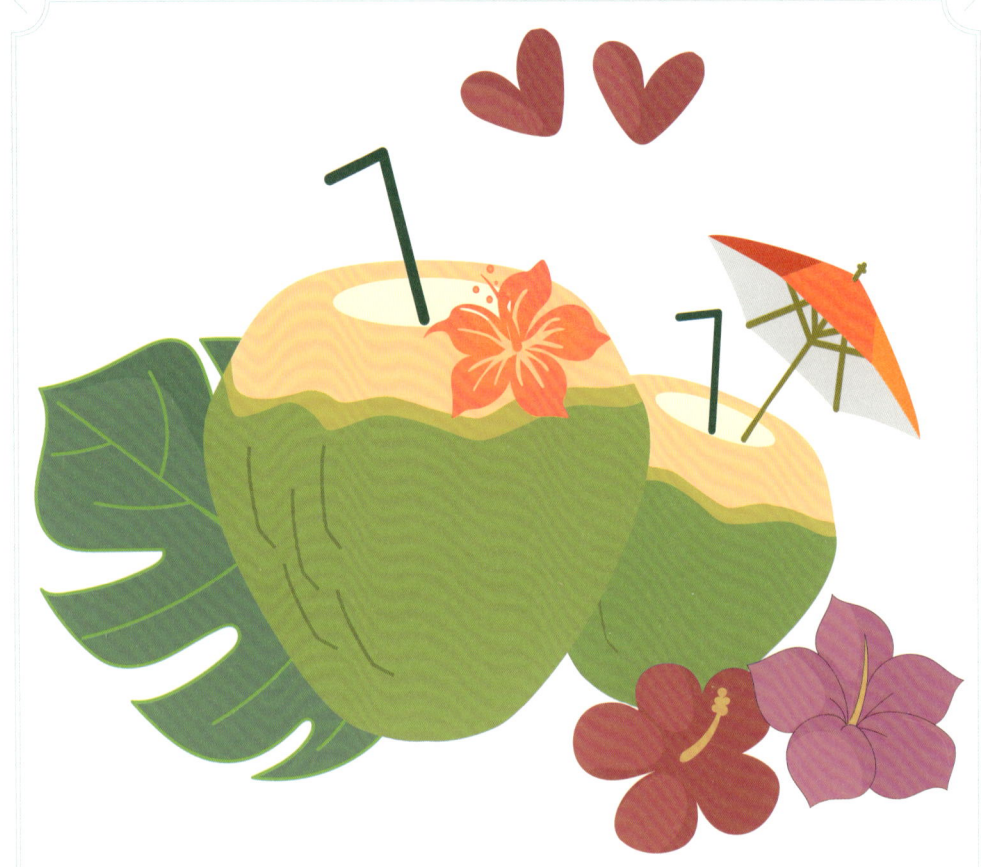

오늘도 수고한 당신
한 박자 쉬고
내일 또 만나요

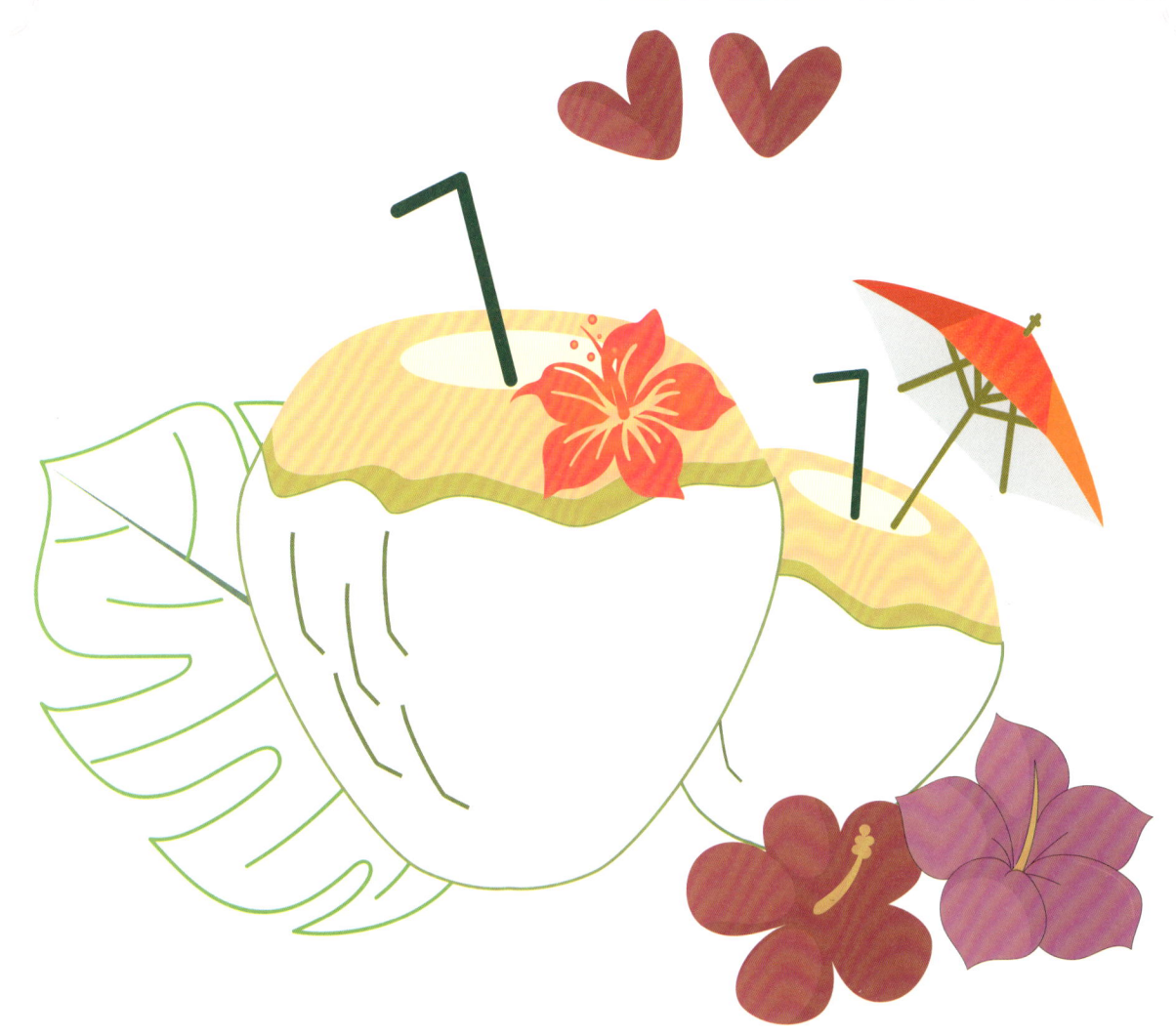

오늘도 수고한 당신
한 박자 쉬고
내일 또 만나요

48

소복소복
행복이 쌓이는
하루

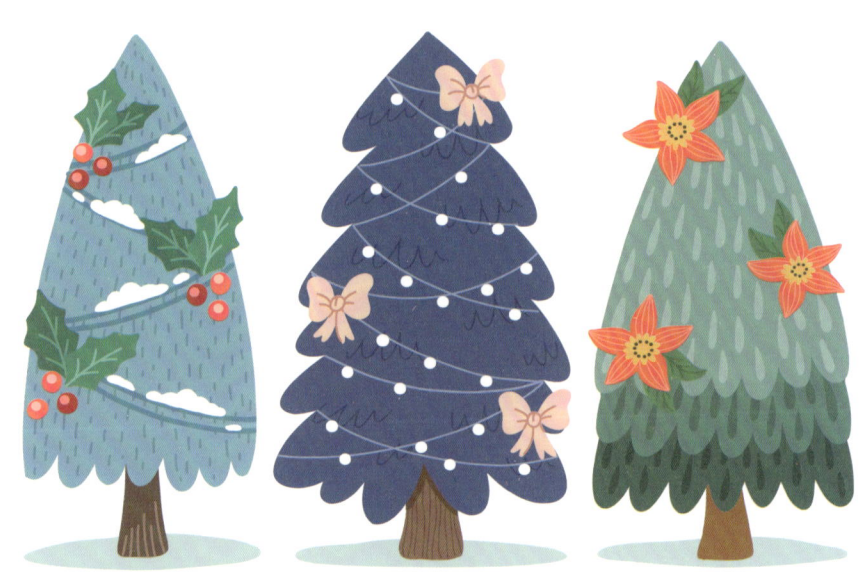

소복소복
행복이 쌓이는
하루

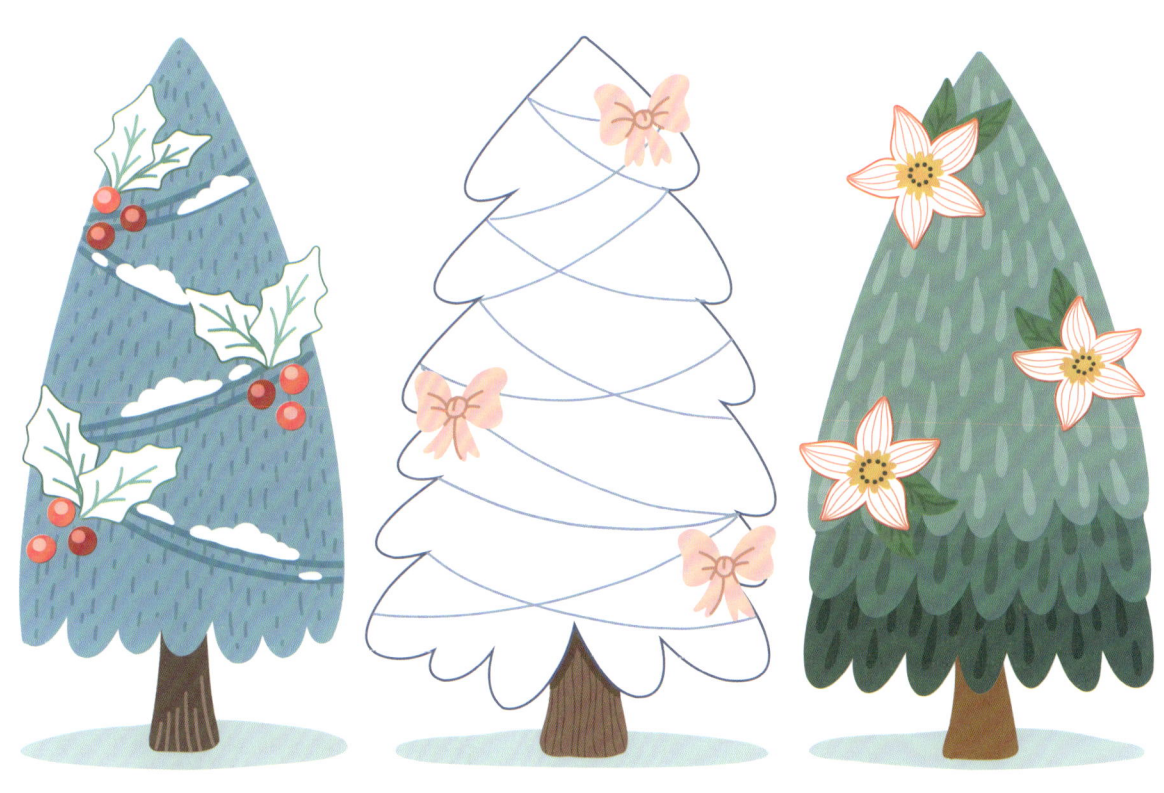

49

잠시만
쉬어가세요

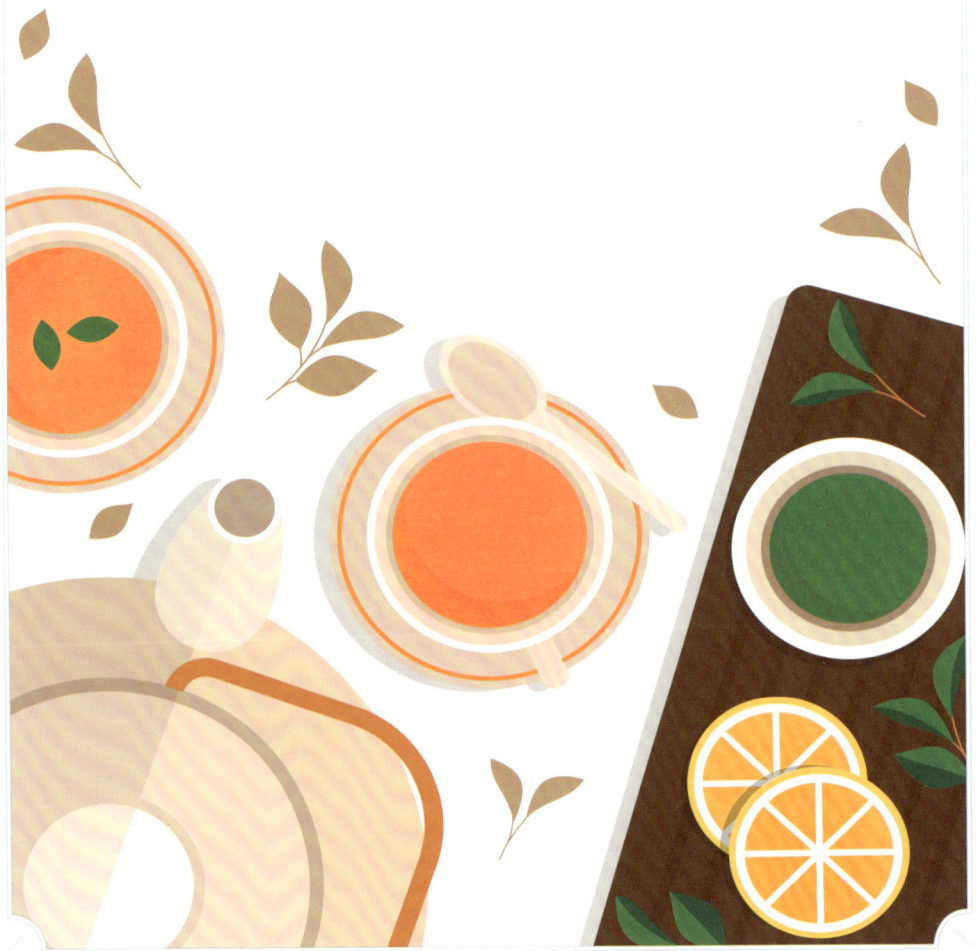

잠시만 쉬어가세요.

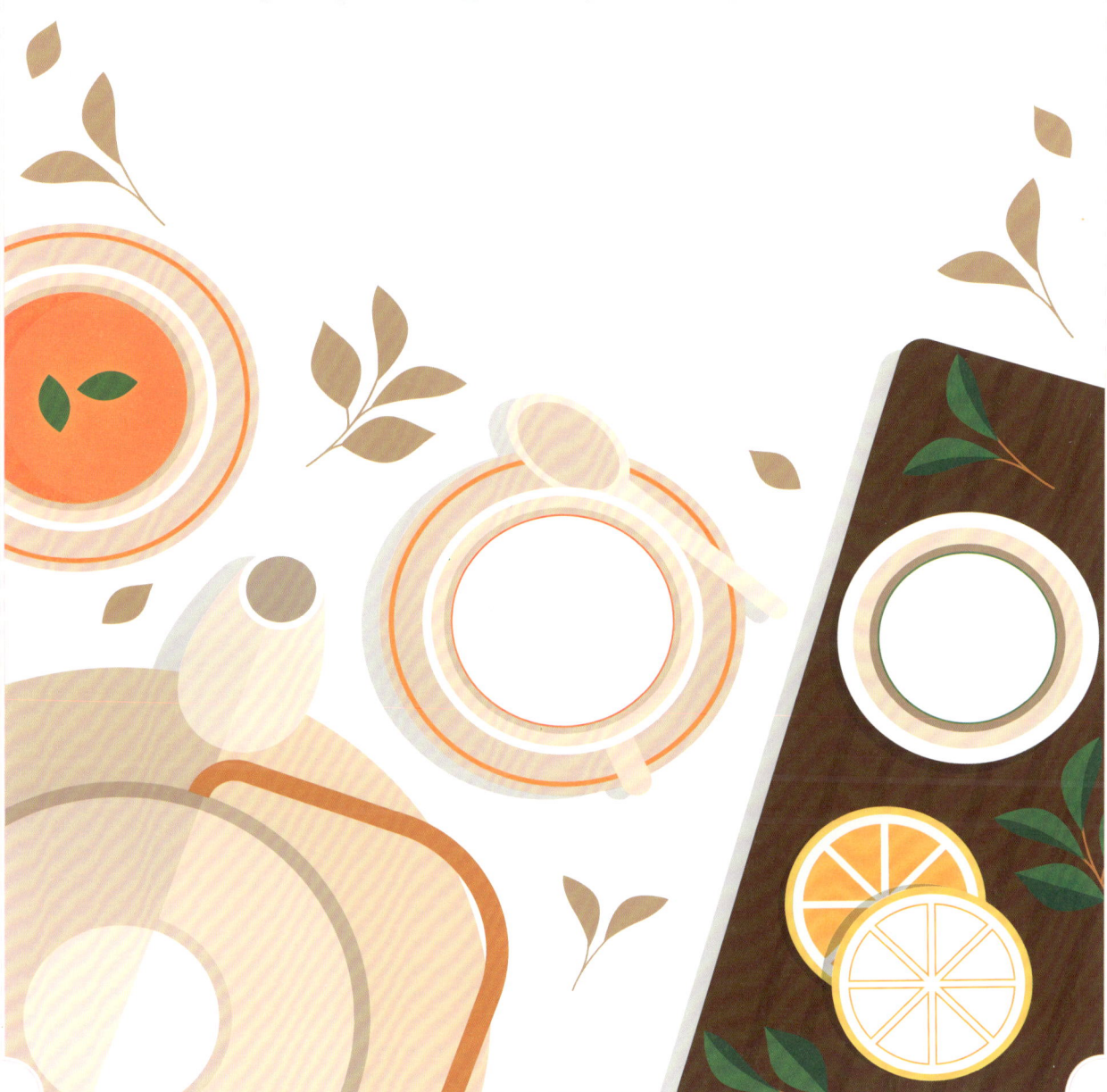

50

좋은 일이
일어날 것 같은
기분 좋은 예감

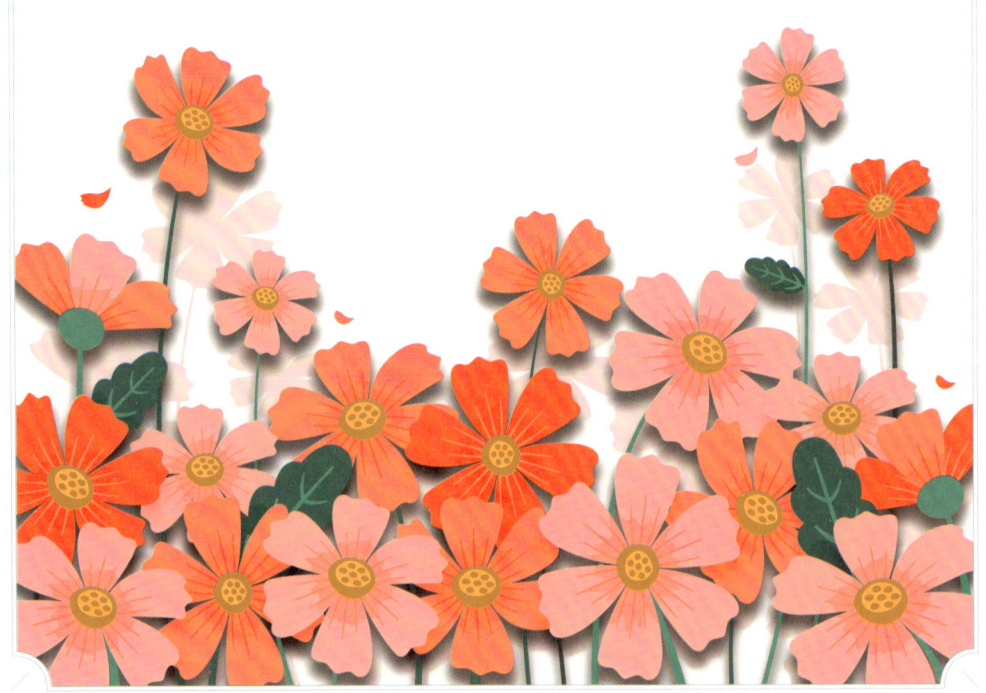

좋은 일이
일어날 것 같은
기분 좋은 예감

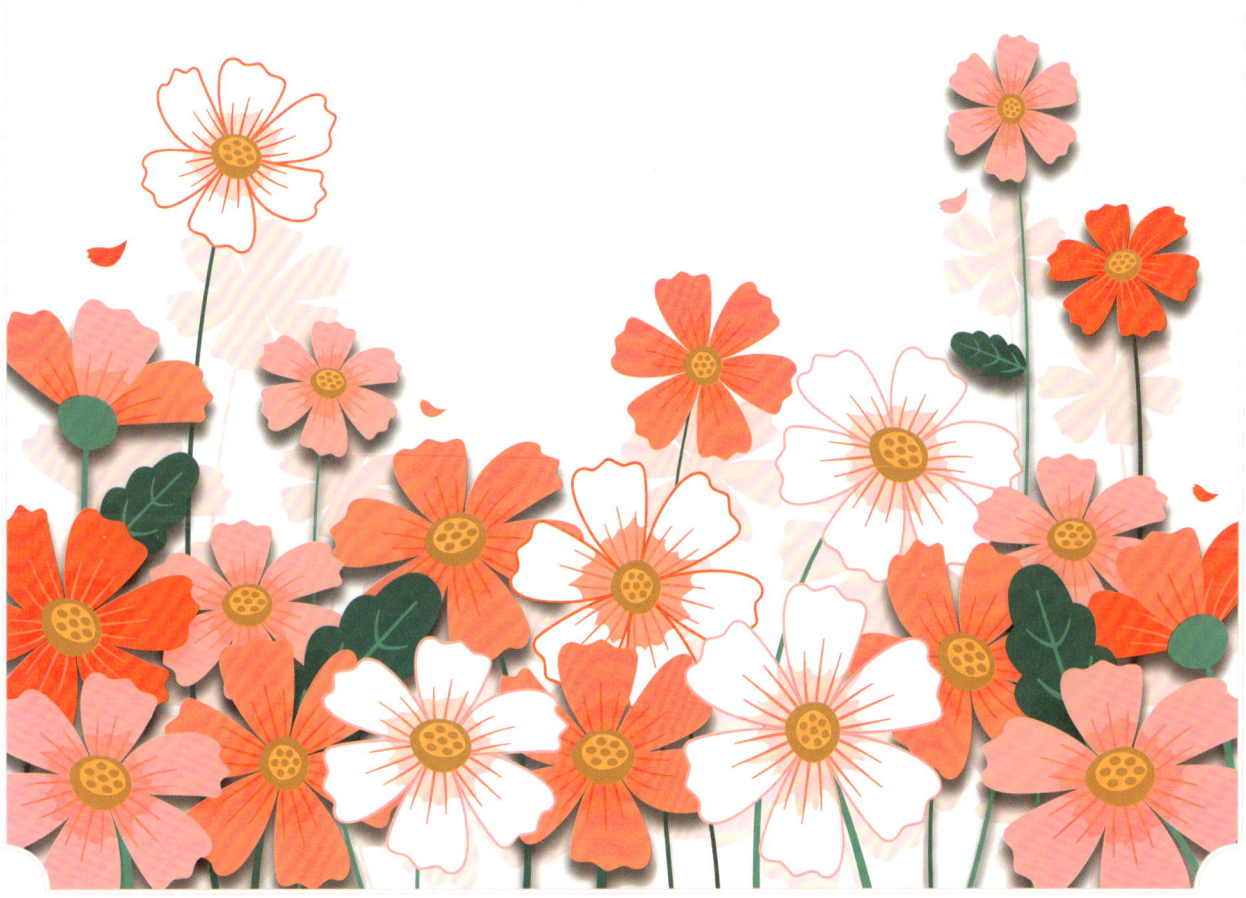

51

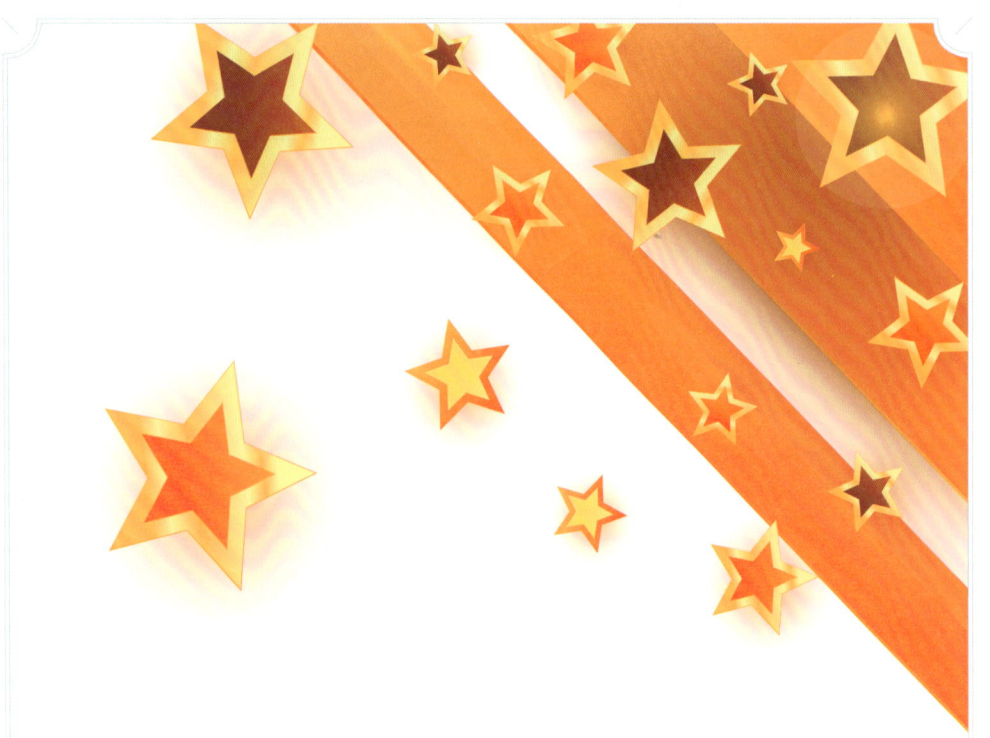

가장 빛나는 별은
아직
도착하지 않았다

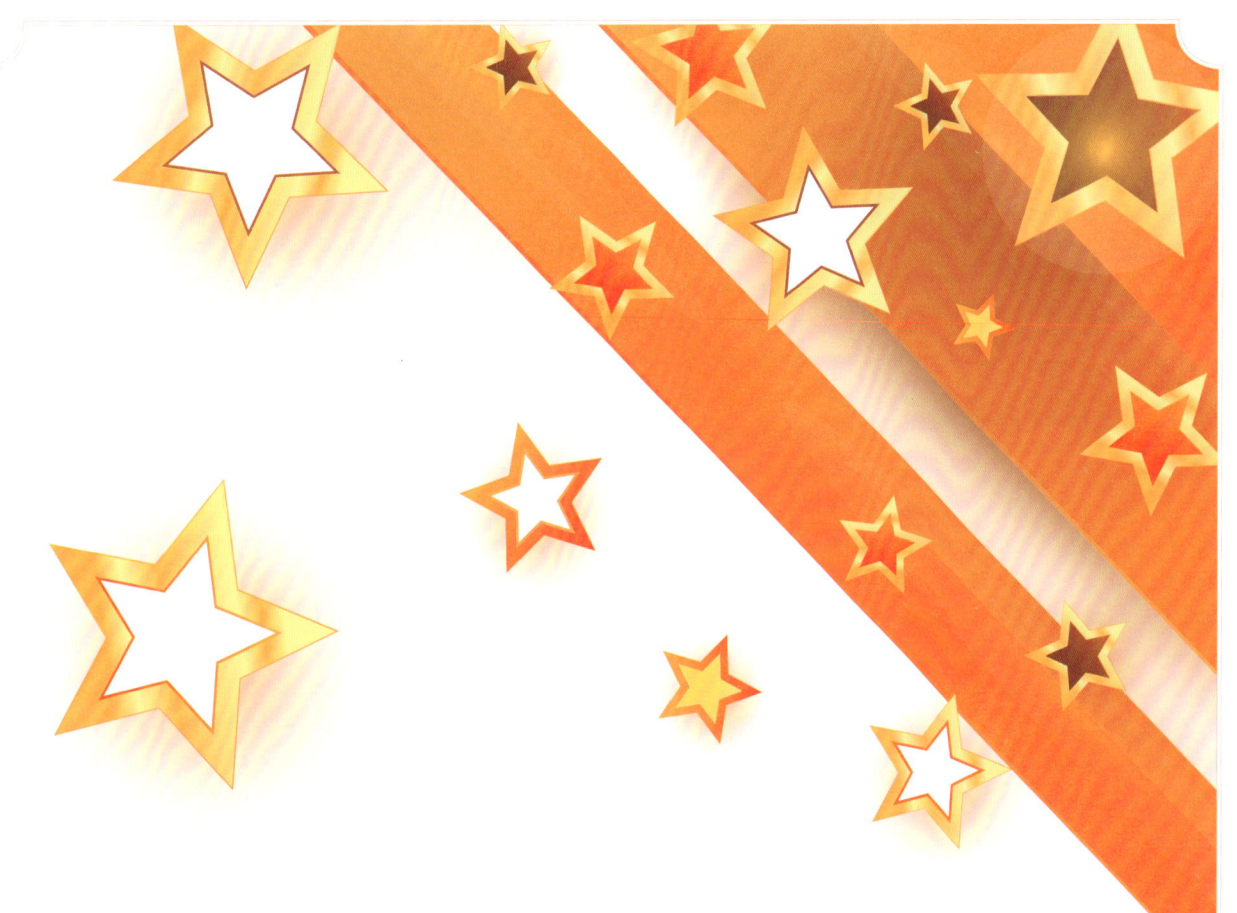

가장 빛나는 별은
아직
도착하지 않았다

52

이것 또한
지나가리라

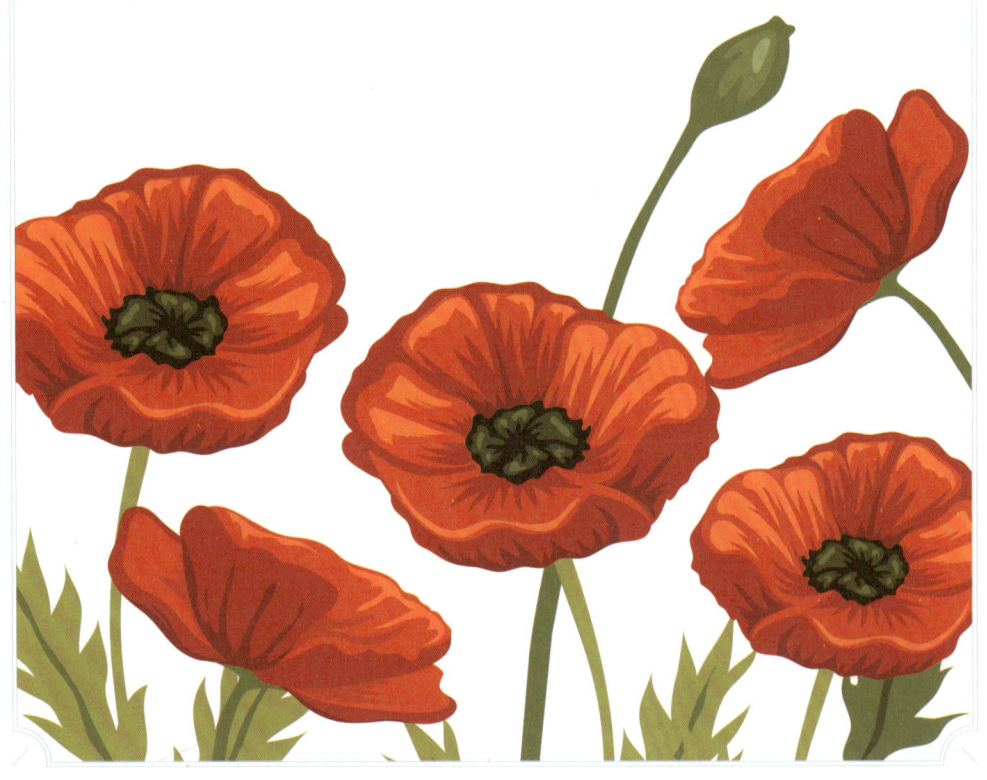

이것 또한 지나가리라

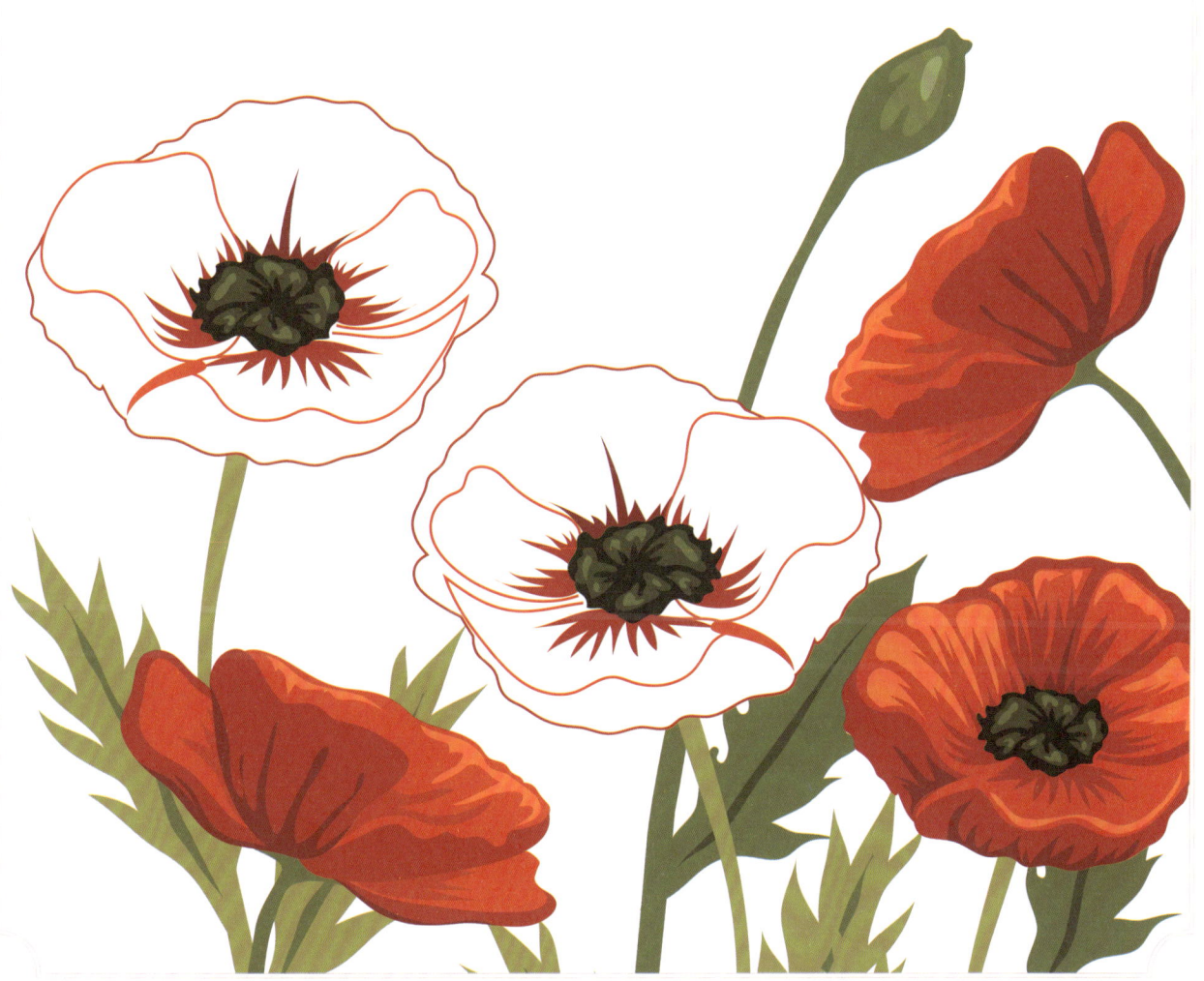

53

손끝에
남아있는 추억이
아직 이렇게
선명한데

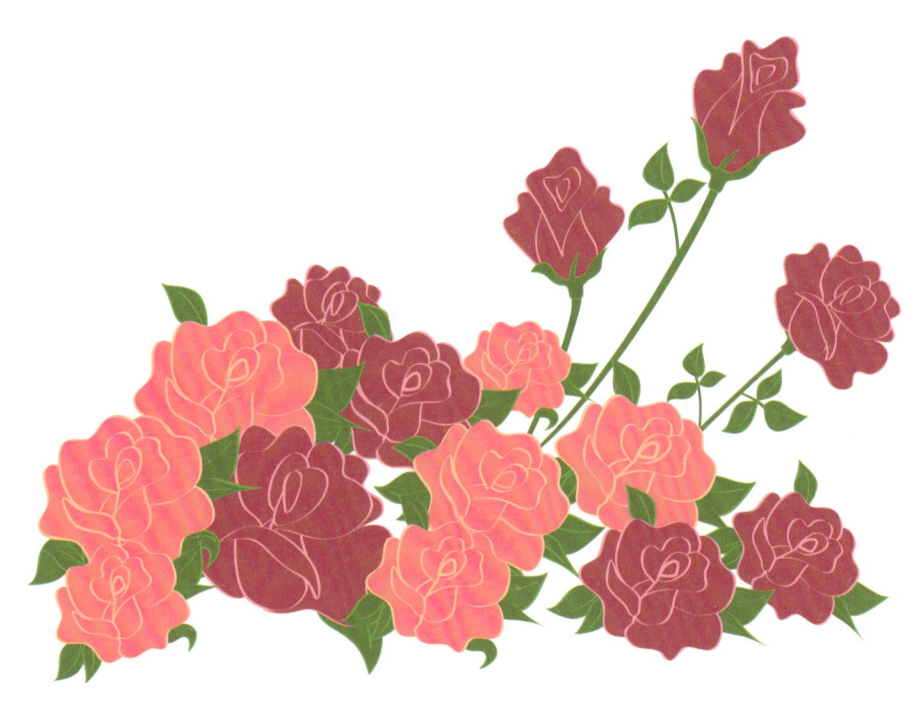

손끝에
남아있는 추억이
아직 이렇게
선명한데

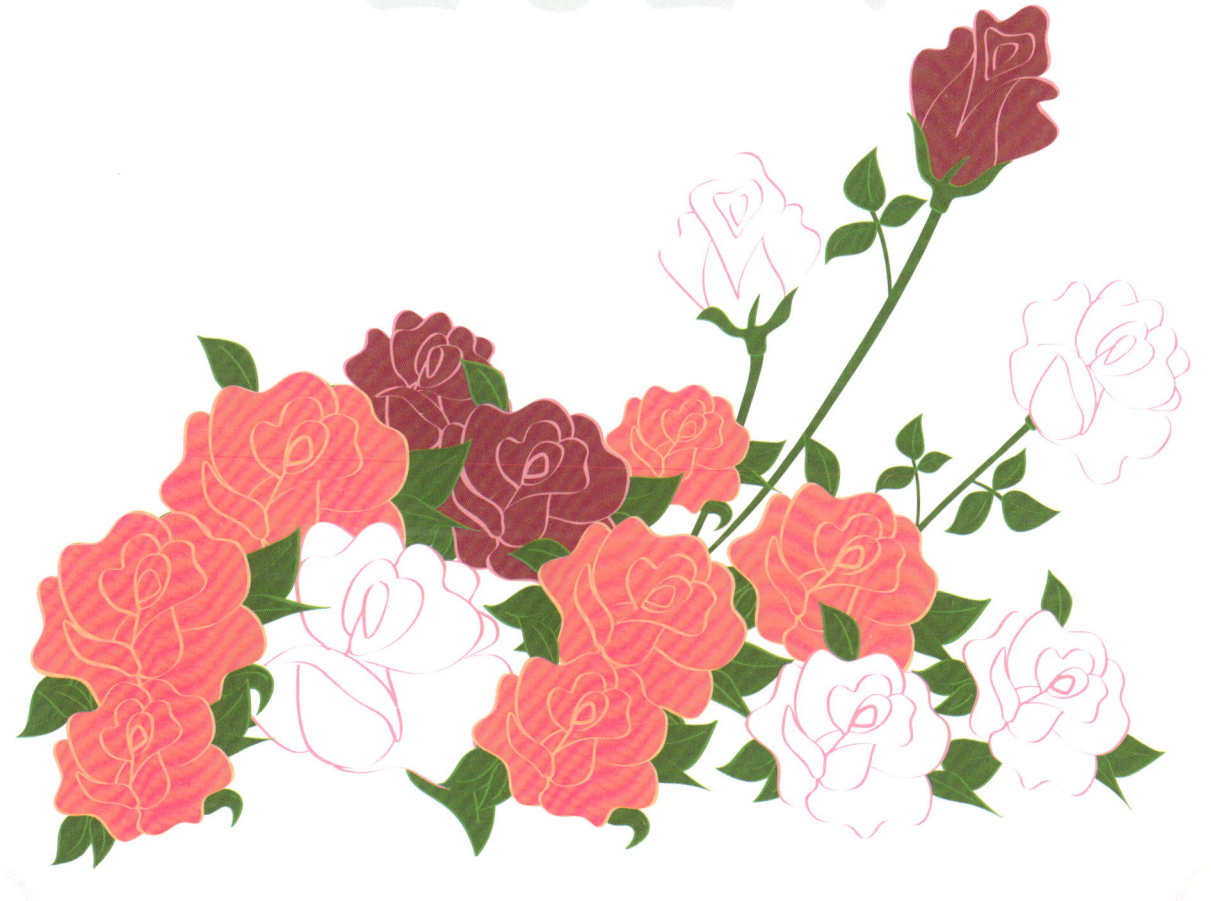

54

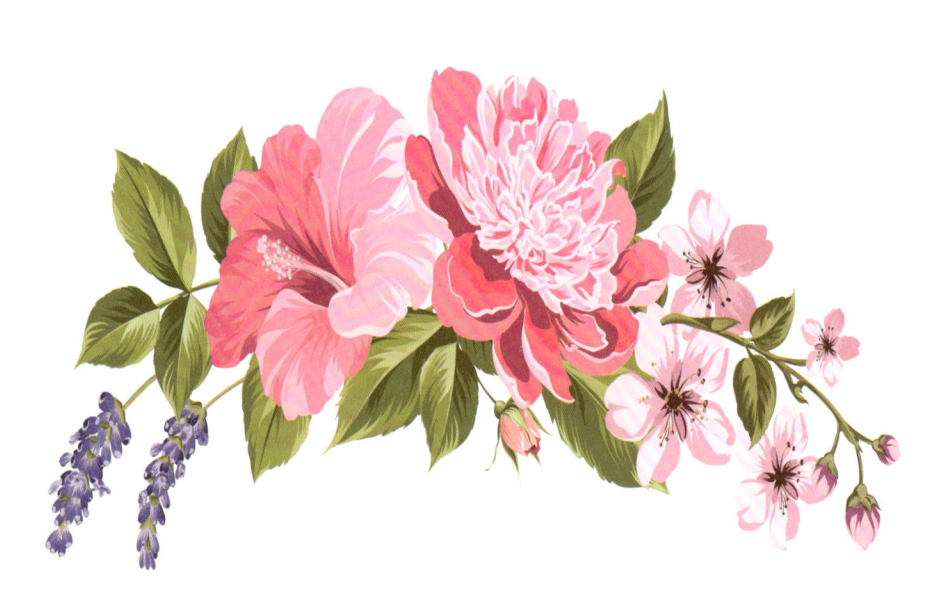

당신은
사랑받기 위해
태어난 사람

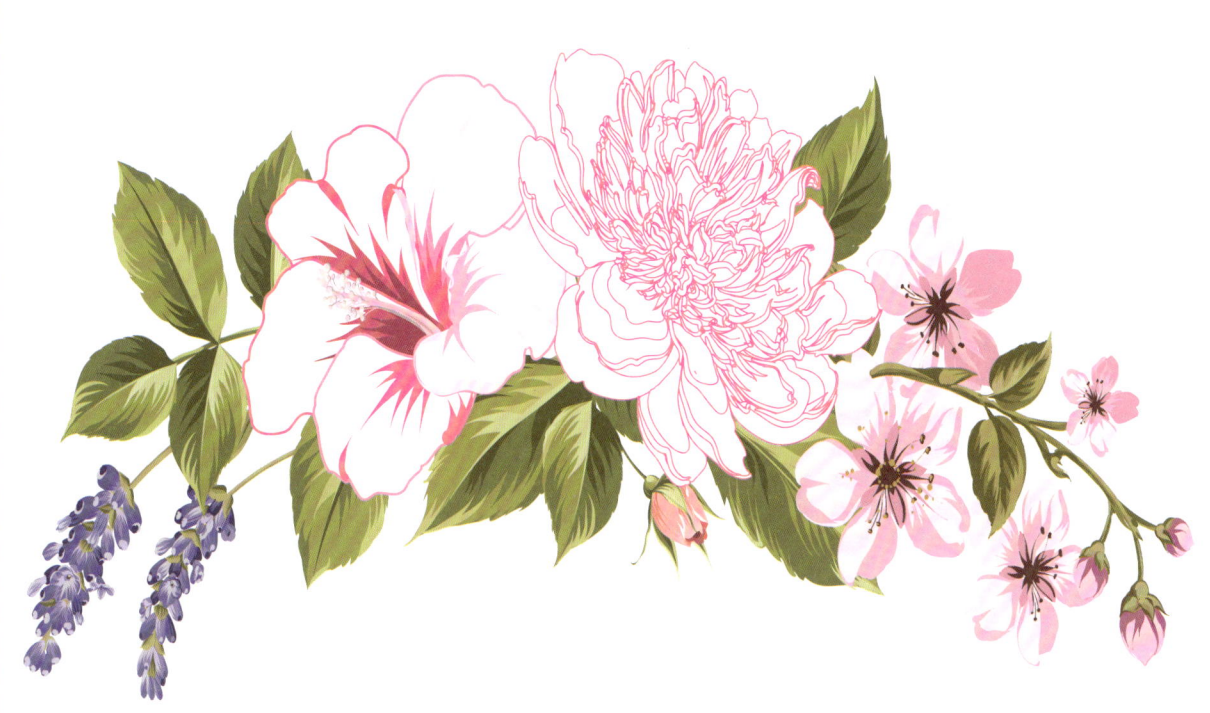

당신은
사랑받기 위해
태어난 사람

55

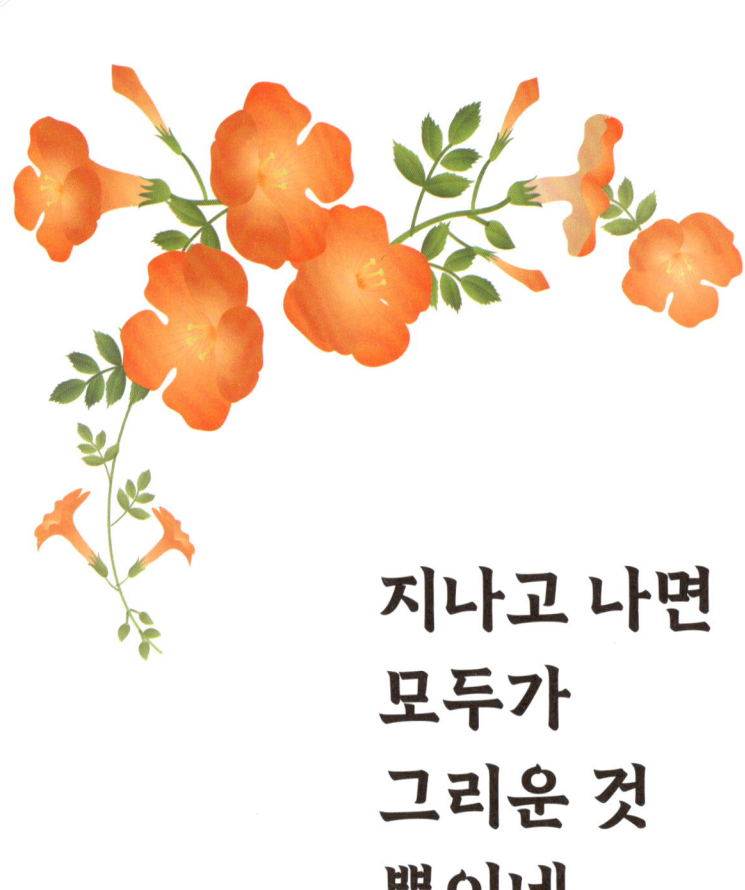

지나고 나면
모두가
그리운 것
뿐이네

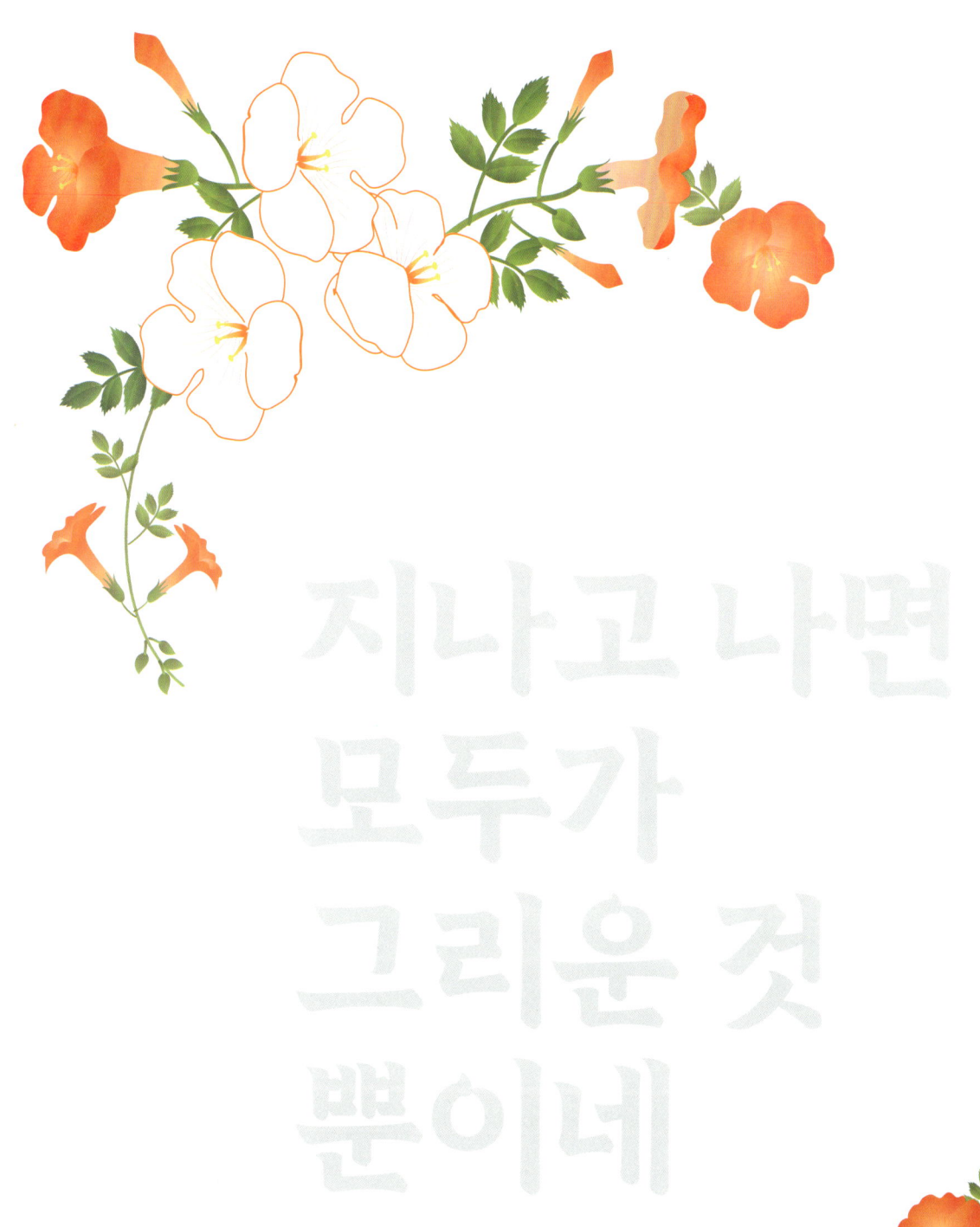

지나고 나면
모두가
그리운 것
뿐이네

사용 그림   내지·표지 Designed/Image by freepik, 정위현

좋은글 따라쓰기 색칠북
우린 봄날입니다

1판 1쇄 펴냄 2024년 12월 10일

지은이   WG Contents Group

펴낸곳   ㈜북핀
등록   제2021-000086호(2021. 11. 9)
주소   경기도 부천시 조마루로385번길 92
전화   032-240-6110 / 팩스   02-6969-9737

ISBN   979-11-91443-31-8 13640
값   13,000원

이 책은 저작권법에 따라 보호받는 저작물이므로 무단전재와 무단복제를 금합니다.
파본이나 잘못 만들어진 책은 구입하신 서점에서 바꾸어 드립니다.

Copyright ⓒ 2024 by WG Contents Group
All rights reserved. No part of this publication may be reproduced, stored in a retrieval system, or transmitted in any form or by any means, without the prior written permission of the publishers.